넘어지지만 않아도
오래 살 수 있다

넘어지지만 않아도
오래 살 수 있다

김현경 지음

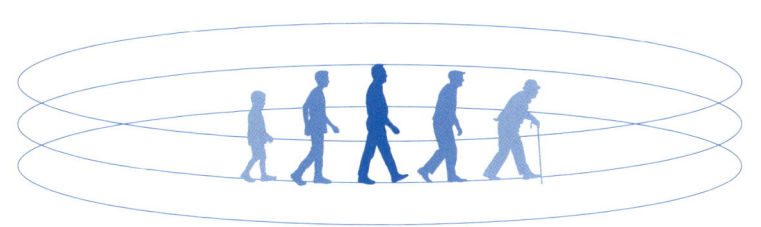

비타북스

| 프롤로그 |

넘어질까 봐 안 걷고
안 걸어서 넘어진다

우리는 모두 자신에게 주어진 시간에 따라 살아갑니다. 따라서 지금까지 살아온 삶도 중요하지만 그에 못지않게 앞으로 어떻게 살아갈 것인가는 더 중요합니다. 한번 생각해봅시다. 나의 '여명(餘命)', 즉 남아 있는 수명은 어느 정도일까요? 앞으로 얼마나 더 살 수 있을지는 아무도 모르지만, 남은 시간은 두 종류로 나눌 수 있습니다. 하나는 하고 싶은 일을 스스로 해결하면서 살아가는 기간(건강여명)이고, 다른 하나는 어쩔 수 없이 타인의 도움을 받아야 하는 기간(장애기간)입니다.

건강여명을 늘리고 장애기간을 줄이기 위해서는 질병 관리와 생활 기능 유지가 무엇보다 중요합니다. 질병은 정기 검진과 그 결과에 따른 적절한 치료로 관리하므로 해결이 비교적 손쉽습니다. 하지만 일상에서 생기는 불편함은 약으로 해결하기가 어렵습니다. 이러한 불편함을 유발하는 주요 원인은 바로 인지기능 저하, 낙상과 골절, 보행 장애, 근감소증, 노쇠, 구강 기능 저하, 저영양 등과 같은 노인증후군입니다.

노인증후군은 고령자에게 흔히 나타나며, 단독으로 발생하기도 하지만 다른 노인성 질환과 함께 나타나는 경우도 많습니다. 이는 일상생활 자립을 방해하고 건강여명을 단축하며 장애기간을 늘리는 핵심 요인이므로 예방에 각별히 신경 써야 합니다. 이 책에서는 노인증후군 예방과 개선에 중점을 두고 다양한 측면에서 해결 방법을 제시하고자 합니다.

노인증후군 예방과 개선을 위해서는 운동, 영양, 생활 습관 등 관리가 필요하지만 이것만이 모든 문제를 해결해주지는 않습니다. 하지만 사회 활동이나 취미 활동, 지적 활동을 활발하게 하기 위해서는 생활 근력과 활동 근력이 필수입니다.

이 책에서는 우리 몸이란 적절히 사용하면 발달하고 사용하지 않으면 퇴화한다는 관점에서 활동량을 늘리고 생활 범위를 넓히는 것을 강조합니다. 건강한 중년과 노년기를 보내기 위해서는 질병의 예방도 중요하지만, 만성질환과 함께 살아가는 방법, 질병에서 빠르게 회복하는 방법, 일상에서 건강자립을 실천하는 지혜 역시 중요합니다.

특히 건강여명을 늘리고 장애기간을 줄이기 위해 중요한 요소 중 하나는 넘어지지 않는 것입니다. 넘어짐은 신체적인 경우뿐만 아니라 정신적·심리적·사회적 측면에서도 발생합니다. 한번 넘어지면 피해가 막심하며 회복하는 데 많은 시간과 에너지가 필요합니다.

저는 지난 35년 동안 진행한 노화 연구 과정에서 낙상과 골절 예방을 집중적으로 다뤘습니다. 과학적 근거를 바탕으로 한 낙상 예방 프로그램 개발을 비롯해 낙상 예방 교실 운영, 지역 사회 보급 등을 지속적으로 진행했습니다. 그 과정에서 성공도, 실패도 겪었습니다. 이러한 연구 결과는 국내외 학술지에 다수 발표되었고, 관련 서적과 DVD도 발간됐습니다. 신문, 잡지, 방송 등을 통해 일반인에게 널리 알리는 활동도 꾸준히 해왔습니다.

이 책에서도 마찬가지로 낙상(落傷, 転倒)이라는 신체적 문제에 주목해 낙상을 유발하는 원인과 노화 과정에서 낙상이 미치는 영향을 종합적으로 설명합니다. 이 책을 통해 독자들이 일상에서 실천 가능한 지혜를 얻길 바랍니다. 요즘처럼 없는 게 없을 정도로 건강 정보가 넘쳐나는 시대에는 습득한 정보를 실제 건강 자산으로 활용할 수 있어야 합니다. 좋다고 무작정 따라 하는 것이 아니라, 나에게 효과적인 방법을 찾아서 내 것으로 만들어야 합니다.

나이가 들면 누군가는 인지기능 저하로, 누군가는 자주 넘어져서, 또 누군가는 걸을 기력이 없어 일상생활에 어려움을 겪습니다. 이처럼 생애 마지막 주기에서 부딪히는 어려움은 고령자마다 차이가 크기 때문에 해결법도 다를 수밖에 없습니다. 자신의 어려움을 정확히 인식하고 그것을 해결하고자 마음먹을 때, 이 책이 곁에 오래 두고 읽을 만한 좋은 길잡이가 되길 바랍니다.

건강이나 운동 관련 책이 많다 보니, '이 책도 비슷하겠지' 하고 하루이틀 만에 다 읽어버린다면 이 책을 100% 활용하지 못하는 것입니다. 이 책에서 제시하는 운동과 생활 습관은 과학적으로 검증된 방법인 만큼 매일 반복하며 오랫동안 꾸준히 실천한다면 장애기간은 크게 줄어들고 건강여명은 늘어나서 백세 시대에 스스로 만족하는 삶을 마지막까지 누릴 수 있을 것입니다.

몸의 움직임은 눈으로 보는 것만으로는 온전히 자신의 것이 될 수 없습니다. 실천하고 또 실천해서 근육에 자극을 반복하고, 그 동작을 뇌가 기억하게 함으로써 완벽하게 익숙해져야 건강 재산의 초석이 된다는 사실을 명심하기 바랍니다.

2025년 가을
김헌경

| 차례 |

프롤로그 넘어질까 봐 안 걷고 안 걸어서 넘어진다 4

Part 1

백세 시대, 당신은 어떻게 준비하고 있습니까?

노화는 자연스럽지만 노쇠는 병이다 16

노년의 삶을 무너뜨리는 낙상의 무서움 19

낙상을 유발하는 근감소증과 노쇠 23

    활발한 사회 활동의 기반, 근감소증과 노쇠 예방 26

뇌가 젊어지는 근육 테크 28

노년의 비만은 청·장년의 비만과 다르다 33

    노년기의 복병, 근감소증 비만 37 | 근감소증 비만을 예방하는 식단과 운동법 40

우리나라는 초고령사회에 어떻게 대비할까? 42

안티에이징 대신 위드에이징으로 46

경제자립도 중요하지만, 건강자립이 더 중요하다 49

    건강자립, 스스로 건강하게 사는 힘 50 | 건강자립을 위한 3가지 실천 전략 50

근육 건강이 백세를 좌우한다 58

Part 2

삶의 질을 떨어뜨리는 노인성 질환의 모든 것

근감소증, 모든 노인성 질환의 시작 64

혹시 나도? 근감소증 진단 방법 66 | 근감소증이 의심되면 어떻게 해야 할까? 71

노쇠, 건강과 장애의 징검다리 76

신체적 노쇠, 사회적 노쇠, 인지적 노쇠 78 | 노쇠를 진단하는 방법 80 | 노쇠를 예방하는 3대 축 84

낙상과 골절, 와병 생활로 가는 지름길

넘어짐으로써 일어나는 문제들 90 | 노인들이 유독 자주 넘어지는 이유 92 | 넘어짐을 일으키는 위험인자들 97 | 넘어짐, 운동으로 막을 수 있다 100

보행 기능 저하, 평생 두 다리로 걷는 힘 106

운동기증후군을 막는 GOGO 80 운동 109

운동기증후군 자가 진단법 110 | 운동기증후군 예방 운동 111 | 운동기증후군 예방 운동 플러스 114

인지기능 저하, 심리적 고립과 불면증이 신호 116

인지기능장애란 무엇일까? 117 | 인지기능 저하를 예방하는 가장 쉬운 습관 120 | 잘못된 식습관도 인지기능장애를 일으킨다 123 | 인지기능장애를 완화하는 코그니사이즈 운동 125

부록 걷는 모습으로 파악하는 노인성 질환 128

Part 3

건강수명 10년 늘리는
노후 연금 3가지

삼시세끼를 챙기듯 운동을 챙겨라 134

운동량을 채우는 가장 쉬운 방법, 걷기 136

걷기의 운동 효과를 높이는 인터벌 걷기 138 | 인지기능 건강까지 한 번에 잡는 걷기 비법 139

헬스장에 가지 않아도 충분한 근력 운동 141

- 보행 기능 개선과 무릎 통증 예방: 대퇴사두근 강화 142
- 우리 몸의 순환을 책임지는 근육: 하퇴삼두근 146
- 허리 통증 예방의 핵심: 장요근 149
- 서서 활동할 수 있는 힘을 주는 근육: 척추기립근 153
- 헬스장과 같은 효과를 낼 수 있는 부위별 운동 157

운동을 보완해주는 영양소의 모든 것 162

근육이 없으면 식욕도 사라진다 162 | 아무리 강조해도 부족한 단백질의 중요성 166 | 식품 다양성 득점 측정법 167

노년에도 사회 활동은 계속되어야 한다 171

활기찬 노후를 보장하는 긍정적 마인드 171 | 노년의 고독감, 이겨낼 수 있다 173 | 활동적인 노년을 위해 꼭 해야 할 일들 174 | 정신건강, 간과해선 안 된다 177 | 심리적 건강을 지켜주는 운동 181 | 감정적·정신적·심리적 회복력을 키워라 183 | 은퇴, 끝이 아닌 새로운 시작 184

노쇠는 회복될 수 있다 186

부록 단순 건망증일까? 인지기능장애일까? 189

Part 4

평생 쓸 수 있는 근육통장을 만들어라

연금보다 더 중요한 노후 근육통장 194

1단계: 생존근육을 키우는 근육통장이란? 196

    심장근을 강화하는 운동 196 | 내장근을 강화하는 운동 199 | 저작근을 강화하는 방법 204

2단계: 생활근육을 키우는 근육통장 206

    서기 위해 필요한 근육 206 | 걷기 위해 필요한 근육 207 | 자세 유지에 필요한 근육 213

3단계: 활동근육을 키우는 근육통장 218

백세까지 건강자립을 위한 4주 플랜 221

- 제1주: 낙상을 예방하는 몸 만들기 222
- 제2주: 보행 기능 향상은 선택이 아닌 필수 228
- 제3주: 안심 노후의 핵심, 노쇠와 근감소증 예방 243
- 제4주: 인지기능 저하 예방으로 완성 253

인용문헌 256

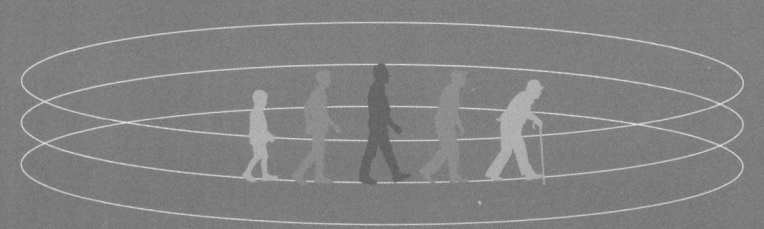

Part 1

백세 시대, 당신은 어떻게 준비하고 있습니까?

노화는 자연스럽지만
노쇠는 병이다

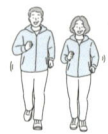

"연세가 어떻게 되십니까?"
"올해로 65살이요."
"나보다 많은 줄 알았는데 한참 아래네!"

나이를 먹은 사람들 사이에서는 흔히 이런 대화가 오고 간다. 그리고 이런 말도 주고받기 마련이다.

"나이보다는 젊어 보이는데!"
"아유, 그 사람은 나이에 비해 폭삭 삭았더라고."

일상적인 대화지만, 여기에는 아주 중요한 2가지 의미가 담겨 있다. 나이란 모든 사람에게 공평한 시간의 흐름이지만, '나이에 비해 젊어 보인다', '늙어 보인다'처럼 개인차가 심하다는 점이다. 이 대화만 잘 이해해도 그 의미를 쉽게 파악할 수 있다.

노화(老化, aging)란 성장·발달 단계를 지나 여러 기능이 약화되고 저하되어 가는 삶의 과정을 나타내는 용어다. 국어사전에서는 노화를 "질병이나 사고에 의한 것이 아니라 시간의 흐름에 따라 생체 구조와 기능이 퇴화하는 현상"이라고 정의하고 있다. 노화는 언뜻 노쇠와 비슷한 개념으로 이해하기 쉽지만, 노쇠(老衰, frailty)는 나이와 무관하게 신체가 변화되는 과정에서 질병, 저영양, 운동 부족, 스트레스 등으로 인해 생리적 예비력이 급격히 저하되는 상태를 말한다. 이로 인해 일상생활에도 지장을 줄 정도로 신체 기능이 심각하게 저하되며, 장애·입원·사망의 위험이 높아진다. 노쇠는 노화처럼 모든 사람에게 찾아오는 것이 아니라, 개인의 생리적 항상성과 생활 습관에 따라 선택적으로 발생하는 증상이다(2파트에서 구체적으로 설명한다).

이처럼 노화와 노쇠는 완전히 다른 개념이다. 물론 이것을 학문적으로 풀자면 어려운 학설이나 실험에 대한 배경지식이 필요하므로 일반인이 이해하기는 쉽지 않다. 따라서 이 책에서는 명확하게 규명되지 않은 연구 결과보다는 누구나 알기 쉬운 용어와 설명으로 가볍게 접근하려고 한다.

인간은 어머니의 뱃속에 태아로 있을 때부터 죽을 때까지 끊

임없이 변화한다. 시간에는 이 세상에 존재하는 모든 것을 변하게 하는 강력한 힘이 있다. 이러한 변화에는 2가지 측면이 있는데, 하나는 발육이나 발달, 성장이나 성숙 등 더 나아지고 커지는 긍정적인 변화다. 다른 하나는 몸과 마음의 기능이 점점 약해지며 퇴화하는 부정적인 변화다. 우리가 말하는 '노화'란 바로 기능이 서서히 줄어드는 두 번째 변화를 뜻한다.

기능 퇴화는 정신적·심리적·신체적·인지적·사회적 측면에서 나타난다. 정신적·심리적 측면에서는 우울, 불안, 고독감, 자신감 상실 등의 부정적 감정이 높아지는 반면, 자기 인식이나 감정 조절 능력은 떨어진다. 신체적 측면에서는 근육량 감소, 면역 기능 저하, 호르몬 분비 불균형, 질병 발생 위험 증가 등이 나타난다. 인지적 측면에서는 기억력, 집중력, 학습 능력, 문제 해결 능력, 언어 소통 능력, 새로운 정보 처리 능력이 감퇴한다. 사회적 측면에서는 기존 인간관계의 약화, 사회 활동 감소, 사회적 역할 축소로 인한 소외감 증대, 가정 내의 입지 약화, 가치관 변화에 대한 적응 어려움 등이 나타난다.

이러한 노화는 누구에게나 찾아오는 자연스러운 현상으로, 속도의 차이는 있지만 사람이라면 누구나 피할 수 없는 과정이다. 따라서 노화를 무조건 피해야 할 일로 생각하기보다는 노쇠 예방법을 익혀 스스로 자립할 수 있는 여건을 만들고 건강하게 나이 들기 위해 노력하는 것이 무엇보다 중요하다.

노년의 삶을 무너뜨리는 낙상의 무서움

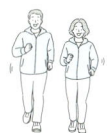

1960년에 태어난 사람은 이제 만 65세로 고령자에 해당하고, 1950년생은 만 75세로 후기 고령자에 해당한다. 돌아보면 이 세대는 경제적으로 풍족하지 않은 환경에서도 대부분 중등교육 이상의 교육을 받았고 사회에 나와서는 생활의 안정을 위해 열심히 일하며 자녀 양육과 가정에 모든 것을 희생했다. 어렵고 힘든 여건에서도 애써 괜찮은 척하며 삶의 중년기를 치열하게 보낸 사람이 대부분이다.

그렇게 긴 여정을 지나 이제 숨을 돌리고 허리를 펴려는 순간, 정년이라는 사회적 기준에 따라 원하든 원하지 않든 일자리에서 밀려나게 된다. 은퇴를 미리 준비한 사람도 있겠지만, 아무 대책 없이 은퇴를 맞는 경우도 적지 않다. 그런 사람이라면 하루빨리 자신이 바라는 보람 있고 평온한 노년의 삶을 찾아야 한다.

안정적인 노년은 가만히 있는다고 저절로 찾아오지 않는다. 은퇴 후의 여생은 적어도 30~40년 정도로 긴 시간이다. 이 시기는 스스로 삶을 경영하며, 젊을 때 누리지 못했던 여유를 즐길 수 있는 소중한 기회다. 그렇다면 노년기를 만족스럽고 의미 있게 보내기 위해서 필요한 것과 지켜야 할 것은 무엇일까?

가장 먼저 이동 능력과 일상생활기능(ADL, Activities of Daily Living)을 스스로 해결하기 위해서는 내재 능력 확보가 필요하다. 내재 능력이 충분히 발휘되면, 기능적으로 퇴화하는 노화 대신 건강한 노화를 실현할 수 있다. 그렇다면 내재 능력을 위협하는 요인은 무엇일까? 그중 하나가 바로 '넘어짐(낙상)'이다.

고령자가 넘어지면 노년기의 삶은 어떻게 변할까? 낙상에 대한 구체적인 내용은 p.88에서 설명하겠지만, 간단하게 예를 들어보자. 도쿄 기요세시의 한 특병양로원에서 2년 동안 건강 교실에 참여했던 76세의 모리 씨는 무척 활발한 여성이었다. 틈나는 대로 봉사 활동에 열심히 참여했고, 붓글씨, 꽃꽂이, 하이쿠 등 다양한 취미 활동을 즐기며 만족스러운 삶을 보내고 있었다. 얼마 전 손자와 함께 놀러가서 찍은 사진을 자랑하기도 했다.

그러던 어느 봄날, 산책 도중 넘어져 대퇴골경부(고관절) 골절을 당해 수술을 받았다는 소식을 들었다. 6개월 후 다시 만난 모리 씨는 예전의 활기찬 모습이 아니었다. 실버카(노인 보행기)

낙상에 대한 두려움과 활동 제한

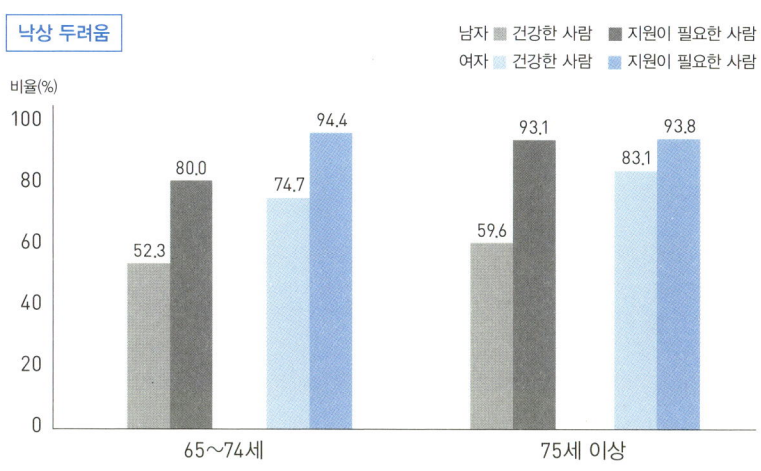

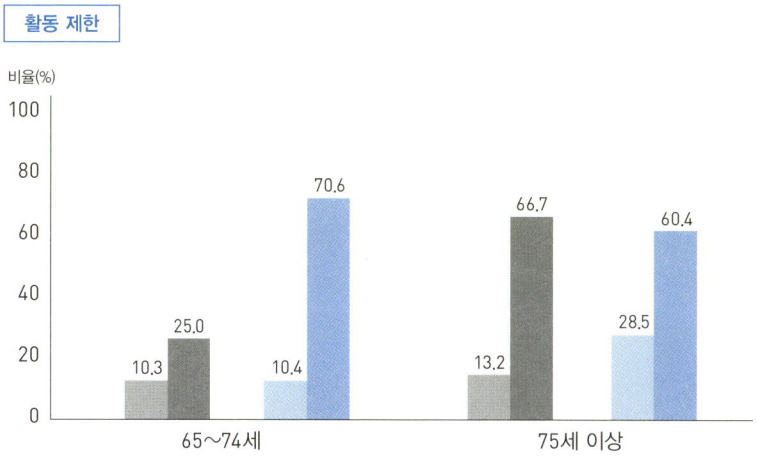

를 밀며 발을 질질 끌면서 매우 천천히 걸었고, 걷는 것 자체가 힘들어 보였다. 이처럼 낙상으로 인한 대퇴골 골절 전과 후의 생활은 하늘과 땅 차이이다. 이 사례는 노년기 낙상의 무서운 점을 잘 보여준다.

순간적으로 발생한 낙상은 보람찬 노년의 삶을 완전히 무너뜨린다. 고령자에게 낙상이 위험한 이유는 골절 같은 부상 때문만은 아니다. 다행히 크게 다치지 않았더라도, 넘어진 경험은 낙상에 대한 두려움을 남겨 보행 불안, 외출 회피 등 심리적 후유증으로 이어진다. 즉, 낙상은 노후의 자립적인 일상생활을 위협하는 심각한 문제다.

도쿄도 구니타치시에서 조사한 결과, 허약한 사람의 80% 이상이 낙상에 대한 불안을 느끼고 있었으며, 그중 75세 이상에서는 60% 이상이 실제로 활동을 줄이는 경향을 보였다. 낙상으로 인한 부상은 물론, 낙상에서 비롯된 심리적 두려움 또한 결코 가볍게 볼 수 없다는 뜻이다.

낙상을 유발하는 근감소증과 노쇠

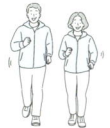

생의 마지막 주기인 노년기의 삶을 보람차게 보내는 요소는 사람마다 다양하다. 하지만 공통적으로 중요한 핵심은 신체적·정신적·사회적·심리적 건강이다. 1984년 WHO(세계 보건 기구)는 노년기 건강지표로 사망률이나 이환율(병에 걸리는 비율) 대신 일상생활기능 자립 여부를 기준으로 삼을 것을 제안했다.

즉, 노년기의 건강이란 단순히 질병이 없는 상태가 아니라, 매일 반복되는 일상생활에서 기본적인 동작을 스스로 해결할 수 있는 역량을 갖춘 상태를 의미한다. 특히 이동, 식사, 목욕, 옷 갈아입기, 화장실 사용 등의 '기본적 일상생활기능(BADL, Basic Activities of Daily Living)' 능력은 노인이 최소한으로 자립 생활이 가능한지를 나타내는 중요한 척도.

일상생활기능 평가

기능	세부 내용	스스로 가능	부분적 도움	의존
걷기	집 안이나 밖에서 돌아다닐 수 있는 보행 능력			
식사하기	식사를 챙기는 것, 접시에 있는 음식을 입으로 가지고 오는 것			
옷 입기	옷을 고르고 꺼내서 챙겨 입고, 자신의 외모를 깔끔하게 관리하는 것			
화장실 사용	화장실을 적절하게 사용하고 스스로 청소하는 것			
입욕	주기적으로 목욕이나 샤워를 하며 얼굴과 몸을 씻는 것			
이동하기	몸의 위치를 침대에서 의자로, 또는 휠체어로 이동할 수 있는 능력(보행자나 보조장치를 잡기 위해 침대나 의자에서 일어설 수 있는 능력 포함)			

일상생활기능 평가는 자신을 돌보는 데 필요한 일상생활을 독립적으로 수행하는 능력을 확인하기 위해 시행하며 식사, 입욕, 세면, 보행, 배변 등의 활동이 포함된다. 국제적으로 표준화된 위의 표가 주로 사용되며, 평가는 타인의 도움이 필요한지 여부에 따라 ① 도움 없이 스스로 가능(Independent), ②부분적 도움 필요(Needs Help), ③전적으로 타인에 의존(Dependent) 이렇게 세 단계로 평가한다.

다음으로 중요한 것은 '도구적(또는 수단적) 일상생활기능 (IADL, Instrumental Activities of Daily Living)'이다. 이 능력은

노쇠의 개념

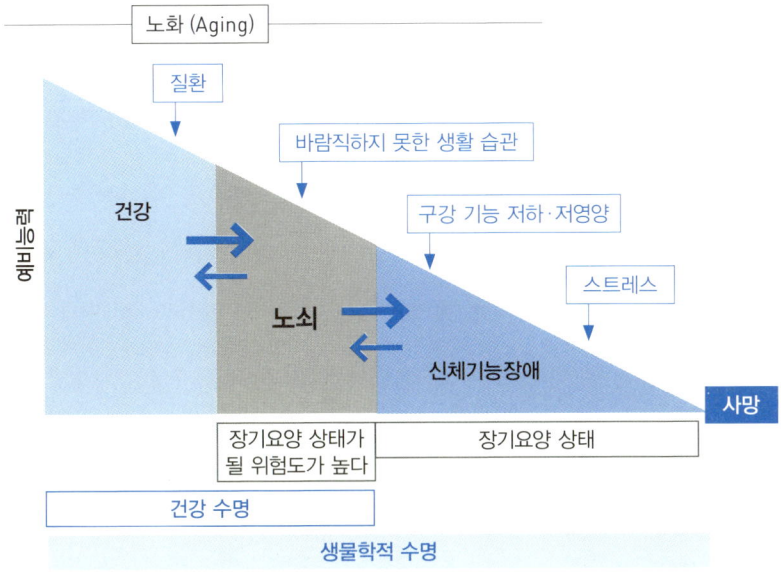

노쇠란 허약, 노쇠 상태로, '고령기에 생리적 예비 능력 저하로 인해 스트레스에 대한 적응력이 저하함으로써 일상생활기능 장애, 장기 요양보험 상태, 사망으로 이어질 가능성이 높은 상태'를 의미한다.

독립적인 생활과 관련된 활동으로, 사회생활에서 필요한 좀 더 복잡한 기능을 수행할 수 있는지를 평가한다. 예를 들어, 몸단장, 물건 구매, 전화 걸기, 대중교통 이용, 가벼운 집안일, 금전 관리 등이 여기에 포함된다. 한 조사에 따르면, 장애기간 중에는 이러한 도구적 일상생활기능이 떨어지는 기간이 가장 긴 것으로 나타났다. 이는 건강여명을 늘리기 위해 활발한 사회 활동이 필요함을 보여준다.

활발한 사회 활동의 기반, 근감소증과 노쇠 예방

근감소증(Sarcopenia)은 골격근량 감소로 인해 근력이 약해지는 상태를 말한다. 이로 인한 건강 문제로는 신체적 장애가 가장 많으며, 빈혈과 골밀도 저하, 낙상 위험 상승으로 인한 골절 가능성 등이 그 뒤를 따른다. 한 연구에 따르면, 근감소증이 없는 사람에 비해 근감소증이 있는 사람은 낙상 위험이 남성은 4.42배, 여성은 2.34배 더 높게 나타났다. 내가 조사한 결과에서도 60세 이후의 골절 빈도는 근감소증 환자에서 28.6%로, 비(非)근감소증 환자의 22.9%보다 크게 높았다.

또한 이동 기능에 큰 영향을 미치는 대퇴골경부 골절(근감소증 8.0%, 비근감소증 4.4%)과 척추 골절(근감소증 10.3%, 비근감소증 6.4%)도 근감소증이 있는 사람에게서 더 많이 발생했다. 여기에 골다공증 발생률과 사망률까지 높아지므로, 근감소증은 노년기 건강자립을 잃게 만드는 주요 원인이다.

노쇠는 건강과 장애 사이의 중간 단계다. 이는 신체적·심리적·사회적·인지적·구강 노쇠로 구분된다. 노쇠의 유병률은 75세 이상 후기 고령자에서 급격히 증가하는 경향이 있다. 지금까지 조사한 바에 따르면, 노쇠 고령자는 뇌졸중, 당뇨병, 골다공증, 변형성 무릎관절염, 허리 통증 등의 질환이 정상 고령자보다 많았으며, 주·야간 배뇨 횟수와 요실금 비율도 높았다. 낙상 발생률 역시 정상 고령자의 16.8%에 비해 노쇠 고령자는 27.4%로

1.5배 이상 높았고, 이 중 13.4%는 낙상이 두려워 외출을 삼가는 경향을 보였다.

특히 신체적 노쇠와 인지기능 저하가 겹친 인지적 노쇠의 경우 낙상률이 48%로 급격히 증가했다. 근감소증과 노쇠의 건강 문제에 대해서는 2파트에서 더 자세히 설명하겠다.

뇌가 젊어지는
근육 테크

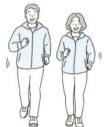

　연금이나 적금을 차곡차곡 모으듯이 근육도 노후를 대비해 젊을 때부터 미리 쌓아두는 것이 중요하다. 이것을 근육 테크라고 한다. 이렇게 하면 신체의 기능적 예비력이 높아져 나이가 들어 기능이 떨어지는 시기를 최대한 늦추고 건강한 노후를 보낼 수 있다.
　물론 '노후 대비'라고 하면 연금이 가장 먼저 떠오를 것이다. 연금 역시 안정적인 경제생활을 위한 '금융 자산'으로써 중요하지만, 근육은 안정을 넘어 생활 전반을 가능하게 하는 '신체 자원'이다. 돈이 풍족하더라도 몸이 불편하다면 삶의 질은 떨어진다. 그래서 노후에 평안한 생활을 하기 위해서는 근육도 재산처럼 관리해야 한다.

연령 증가에 따른 보행 기능의 변화

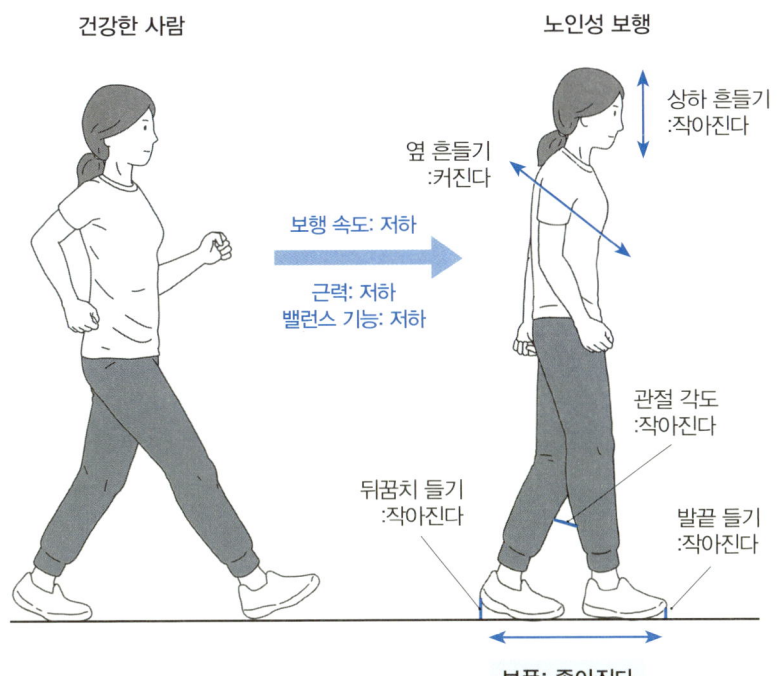

노년기에 나타나는 근력 약화와 균형 감각 저하는 가장 대표적인 증상인 노인성 보행으로 이어진다. 노인성 보행의 구체적인 모습으로는 보행 속도가 느려지고, 보폭이 좁아지며, 양발을 벌리고 걷게 되고, 발끝을 드는 높이가 낮아진다.

이런 보행 기능 저하는 인지기능 저하와도 관련이 깊다. 보행 속도와 인지기능 사이의 연관성은 다양한 연구 결과로 보고되었는데, 스웨덴에서는 60세 이상 2,938명을 대상으로 6년간 추적

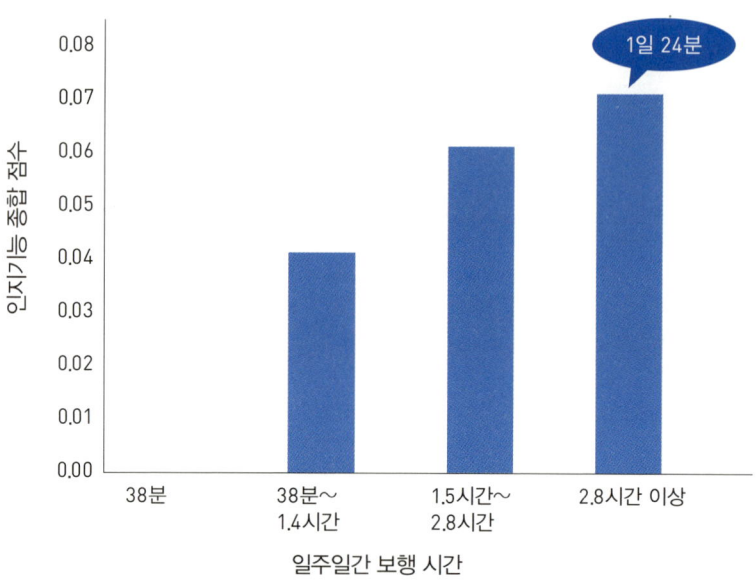

걷기 시간과 인지기능 점수의 상관관계

1.5년간 추적 조사한 결과, 통상 보행 속도로 일주일에 적어도 1.5 시간 이상 걷는 사람에게서 인지기능 점수의 차이가 나타났다.

조사한 연구(78세 이상은 3년) 결과 다음과 같은 결론을 내렸다. 치매가 발생한 사람들의 평균 보행 속도는 0.8m/sec로, 치매가 없는 사람들의 보행 속도인 1.2m/sec보다 느렸다. 연구진은 치매 예방을 위해서는 0.8m/sec(1분에 48m) 이상의 보행 속도를 유지하는 것이 바람직하다고 강조했다. 또, 조사 기간 동안 보행 속도가 느려지면 치매 발생 위험이 2.58배 높아지는 것으로 나타났다.

2017년 6월, 일본노년학회에서 발표한 연구에서도 비슷한 결과가 나타났다. 75세 이상 고령자 569명을 2년간 추적 조사한 결과, 당뇨병이 있는 사람은 인지기능 저하 위험이 2.36배 높았고, 보폭이 넓은 사람일수록 인지기능 저하 위험이 낮았다. 즉, 보행 속도뿐 아니라 보폭도 인지기능과 밀접한 관련이 있다는 사실이 과학적으로 확인된 것이다.

그렇다면 왜 보행 속도나 보폭이 인지기능과 관련이 있을까? 뇌의 건강 상태를 스스로 파악하기는 쉽지 않지만, 보폭은 뇌 상태를 반영하는 하나의 '신호'가 될 수 있기 때문이다. 보행은 단순한 다리·허리·팔의 움직임 같지만, 사실은 대뇌피질에서 시작된 운동 신호가 뇌줄기와 척수를 거쳐 근육으로 전달되면서 완성되는 종합적인 결과다.

우리 연구팀이 보폭을 '좁음·보통·넓음' 3단계로 나누어 분석한 결과, 보폭이 좁은 사람은 넓은 사람보다 인지기능 저하 위험이 3.4배나 높았다. 나이가 들수록 보폭이 줄어드는 현상은 단순히 다리 근육의 문제만이 아니라, 뇌 기능 저하가 겉으로 드러난 결과일 수 있다는 뜻이다.

따라서 인지기능이 오랫동안 건강하게 유지되려면 보행 기능도 함께 유지 및 향상하는 것이 필수다. 걷기와 같은 유산소 운동이 뇌 건강에 좋다는 사실은 1999년 《네이처》에 보고된 이후

관심이 커졌다. 실제로 걷기는 해마의 혈류량을 늘리고, 하루 24분 이상 걷는 사람은 인지기능이 높게 유지된다는 사실이 미국에서 발행하는 〈간호사 건강 연구 (The Nurses' Health Study)〉에서도 확인되었다. 결국 보행 기능과 밀접하게 관련된 대퇴사두근, 하퇴삼두근, 장요근, 척추기립근을 강화하는 '근육 테크'는 인지기능 유지에도 영향을 미치는 것이다.

노년의 비만은
청·장년의 비만과 다르다

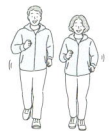

　WHO는 현재 비만을 여러 가지 환경적 요인과 유전적 요인이 복합적으로 작용해 생기는 만성 질병이라고 보고 있다. 비만 문제는 경제적인 측면뿐만 아니라 개인과 사회의 건강, 평균 수명, 심리적인 면에서도 심각한 문제를 일으킨다. WHO의 자료에 따르면 2022년 기준, 전 세계 18세 이상 성인 중 25억 명이 과체중이며, 이 가운데 8억 9000만 명은 비만 상태로 살아가고 있다. 이처럼 비만은 전 세계적으로 심각한 보건 문제다.

　비만 문제는 이미 널리 알려져 있어 새삼스럽게 설명할 필요는 없지만, 여기에서는 중년기 비만과 노년기 비만의 성격이 다르다는 점을 강조하고 싶다.

　식습관의 서구화, 신체 활동 감소, 스트레스 증가 등 여러 요인이 비만율을 높이고 있다. 질병관리청이 발표한 '2024년 지역사회건강조사'에 따르면 대한민국 성인 비만율은 2015년 26.3%에서 2024년 34.4%로, 8년 동안 8.1%나 증가했다. 특히 중년기에는 체중이 쉽게 늘고, 배에 지방이 몰리는 경우가 많다. 복부비만은 뇌졸중, 고혈압, 당뇨병, 고지혈증과 같은 대사증후군을 일으키는 주요 원인이므로 중년 건강을 지키기 위해서는 비만 예방이 아주 중요하다. "인생의 건강은 중년에 결정된다"라는 말이 괜한 소리가 아니다.

비만을 진단하는 여러 방법 가운데 가장 손쉬운 자가진단법은 체중(kg)/{신장(m)×신장(m)}로 구하는 BMI(Body Mass Index) 계산이다. 국민건강보험공단은 2002~2003년에 건강검진을 받은 성인 847만 명을 대상으로, BMI와 사망률 변화를 21년간 추적 조사했다. 그 결과, BMI가 25일 때 사망 위험이 가장 낮았고, 29를 넘기면 사망 위험이 이전보다 두 배 이상 높아졌다. 고혈압, 당뇨병, 이상지질혈증은 BMI 27 이상에서, 심혈관 질환은 BMI 29 이상에서, 뇌혈관 질환은 31 이상에서 발생 위험이 급격히 커졌다. 이 때문에 국민건강보험공단은 비만 기준을 BMI 27로 조정해야 한다고 주장한다.

또 다른 연구(K Tokunaga, 1991)에 따르면, 남성은 BMI 22.2, 여성은 21.9일 때 생활습관병 발병률이 가장 낮았다. 이렇게 기준치는 다소 다르지만, BMI는 사망률과 질병 발생률 모두와 관련이 깊은 것으로 나타났다.

최근 연구에서는 BMI와 사망률이 U자 형태의 관계를 보인다고 발표하기도 했다. 즉, BMI가 너무 낮아도, 너무 높아도 사망 위험이 커지므로 적정 BMI를 유지하는 것이 가장 중요하다는 뜻이다(Marcin M. Nowak, 2024).

BMI에 근거한 비만 판정 기준은 WHO에서 제안한 방법이 가장 널리 알려져 있다.

WHO 기준 과체중과 비만 수치
- 과체중: BMI 25kg/m² 이상
- 비만: BMI 30kg/m² 이상

대한비만학회 기준 복부 비만 수치
- 남성: 허리둘레 90cm 이상
- 여성: 허리둘레 85cm 이상

다만, BMI에는 단점도 있다. 근육과 지방, 피하지방과 내장지방을 구분해서 측정하지 못한다는 점이다. 같은 체중이라도 근육량이 많으면 큰 건강 문제가 없을 수 있지만, 지방이 많으면 여러 질병이 발생할 위험이 높아진다. 특히 내장지방은 혈당과 혈압을 높여 심혈관 질환과 2형 당뇨병 위험을 높인다. BMI는 또 남녀 차이, 인종 차이, 나이에 따른 차이도 반영하지 못한다.

컬럼비아대학교 하오미아오 지아(Haomiao Jia) 교수는 65세 이상 164,597명을 BMI 기준에 따라 정상체중(18.5~24.9kg/m²), 과체중(25~29.9kg/m²), 비만(30kg/m²) 이상의 세 그룹으로 나눠 연구를 진행했다. 그 결과, 비만 그룹에서 65세의 활동여명은 평균 11.1년으로, 정상체중군이나 과체중군보다 1.2년이 짧았다.

또한, 《영국 스포츠 의학 저널(British Journal of Sports Medicine)》에 1980년 1월부터 2023년 2월까지 보고된 20편의 논문(총 398,716명 대상)을 분석한 결과, BMI보다 '심폐지구력'이 사망률과 더 관련이 깊다는 결과도 나왔다. 연구 결과, 비만이더라도 유산소 운동 능력이 좋은 사람은 사망률이 낮았다. 반대로 정상체중이어도 유산소 운동 능력이 낮은 사람은 사망률이 높았다. 특히, 비만이면서 체력이 낮은 경우는 심혈관 질환 위험과 전체 사망 위험이 2~3배로 더 높았다는 연구 결과도 있었다(Nathan R. Weeldreyer, 2025).

이 연구는 뚱뚱하면 무조건 건강하지 않다는 편견보다, 비만이면서 체력이 약한 사람, 즉 근감소증 비만이 건강자립에 매우 취약하다는 사실을 알려준다. 건강한 노후를 보내기 위해 근육량 유지가 반드시 필요한 이유다.

> **여기서 잠깐!**
>
> **꼭 알고 있어야 할 나의 BMI와 허리둘레**
> - 내 BMI: _____ (*BMI 공식: 몸무게(kg)/키(m)^2)
> - 내 허리둘레: _____ cm

노년기의 복병, 근감소증 비만

근감소증은 근육량이 줄어들어 기능이 떨어지는 상태이고, 비만은 당뇨병, 고혈압, 고지혈증 등 생활습관병을 악화시키는 요인이다. 최근에는 이 2가지가 동시에 나타나는 '근감소증 비만'에 대한 관심이 점점 커지고 있다.

근감소증 비만은 단순 비만보다 건강에 더 심각한 영향을 끼친다. 생활습관병의 발생률을 높이고 보행 능력을 떨어뜨려 넘어지거나 잘 걷지 않게 돼 신체적 장애가 발생할 위험도 높아진다. 노년에는 중년에 비해 체중이나 체형 변화가 크지 않더라도 근육이 줄고 지방이 늘어나면 '숨은 근감소증 비만'이 될 수 있다. 이는 겉으로는 잘 드러나지 않아 발견이 늦어지기 쉽고, 방치하면 생활습관병에 걸릴 위험이 커진다. 특히 다이어트 후 요요 현상으로 체중이 다시 늘어날 때는 지방이 주로 증가하므로 주의가 필요하다.

70세 이상 고령자 1,213명을 대상으로 비만을 연구한 적이 있다. 이들을 정상군 749명, 단순비만군 154명, 근감소증 비만군

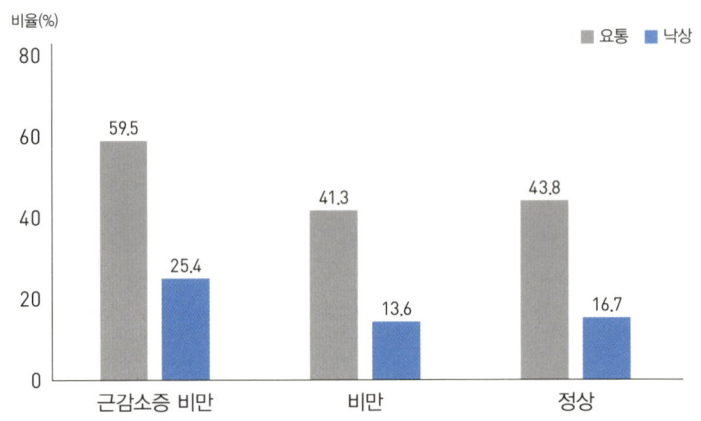

307명으로 나누어 비교했더니 위의 표와 같은 차이가 나타났다. 근감소증 비만군은 단순 비만군보다 전신 통증과 허리 통증을 경험하는 비율이 더 높았고, 골다공증과 고지혈증을 앓는 비율도 높았다. 요실금은 단순 비만군에서 45.5%, 근감소증 비만군에서 60.6%가 겪는 것으로 나타났다. 보행 속도, 악력, 다리 근력도 근감소증 비만군이 훨씬 낮았다. 지난 1년간 낙상 경험은 단순 비만군에서 13.6%로 가장 낮았고, 근감소증 비만군에서는 25.4%로 높았다.

> **여기서 잠깐!**
> 다이어트를 반복하면서 요요 현상(리바운드)을 여러 번 경험했다면 꼭 자신의 근육량과 근력을 확인해보자!

비만이나 근감소증 비만은 체지방률, BMI, 근육량·근력·보행 속도와 같은 3가지 항목으로 진단할 수 있다. 앞에서 설명한 것처럼 WHO의 비만 기준인 BMI 25 이상이라면 단순 비만인지 근감소증 비만인지 먼저 진단해봐야 한다. 측정 방식에 따라 약간의 차이는 있지만 체지방률이 높다면 일반적으로 다음과 같은 수치를 나타낸다.

- **남성:** 체지방률 25% 이상, 골격근량 지수 $7.0kg/m^2$ 이하
  체지방률 25% 이상, 악력 28.0kg 미만이거나 보행 속도 1.0m/s 미만
- **여성:** 체지방률 32% 이상, 골격근량 지수 $5.67kg/m^2$ 이하
  체지방률 32% 이상, 악력 18.0kg 미만이거나 보행 속도 1.0m/s 미만

측정 결과, 체지방률과 골격근량, 악력, 보행 속도 등이 기준치에 미치지 못한다면 근감소증 비만으로 볼 수 있다.

근감소증 비만자에 대한 운동 영양지도 효과

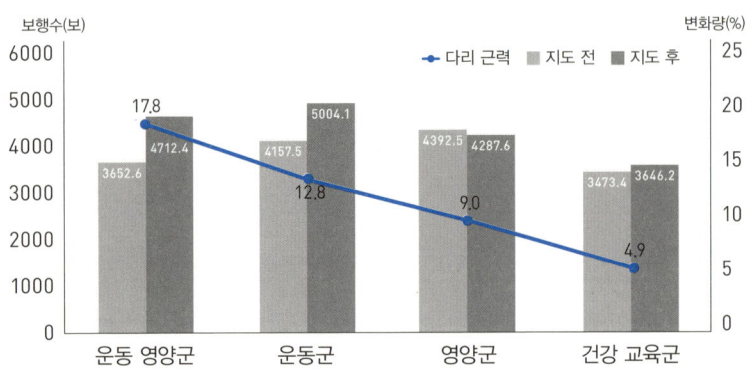

근감소증 비만을 예방하는 식단과 운동법

근감소증 비만 예방과 개선의 핵심은 근육량을 늘리고 지방을 줄이는 것이다. 근육량을 늘리기 위해서는 근력 운동과 단백질 섭취가 필수이며, 지방을 줄이기 위해서는 유산소 운동과 영양 섭취를 조절하는 것이 효과적이다. 실제로 근감소증 비만자를 대상으로 진행한 실험 결과를 간단히 소개하고자 한다.

70세 이상의 여성 고령자 1,213명을 조사해 근감소증 비만자 307명을 선별했다. 이들에게 근감소증 비만 개선 교실을 안내했고, 그중 139명이 참가를 희망했다. 참가자들을 무작위로 나누어 운동 영양군 36명, 운동군 35명, 영양군 34명, 건강 교육군 34명으로 구성했다. 이후 3개월간 주 2회씩, 1회당 1시간가량 운동과 영양 지도를 실시하고, 교실 참가 전후로 근육량, 지방량, 혈액 성분, 신체 기능을 비교해 개선 효과를 검증했다.

이 같은 조사로 근감소증 비만은 운동 혹은 영양 보충 가운데 한 가지를 시도하는 것만으로는 개선이 미미하며, 영양과 운동이 병행되어야 훨씬 더 효과적이라는 결론을 내리게 되었다.

우리나라는
초고령사회에 어떻게 대비할까?

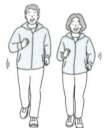

　세계적으로 노인 인구는 빠르게 늘고 있다. 1990년에 3억 2,400만 명이었던 노인 인구는 2021년에 7억 6,100만 명으로 30년 사이에 2배 이상 증가했다. 2050년에는 16억 명에 이를 것으로 예상된다. 2024년 9월 현재, 전 세계에서 노인 인구 비율이 가장 높은 나라는 일본으로 29.3%에 달한다.
　행정안전부 발표 자료에 따르면, 우리나라 65세 이상 인구는 2024년 12월 23일 기준 1,024만 4,550명으로 전체 인구의 20%를 돌파해 초고령사회로 진입했으며, 2023년 기대수명은 83.5세로 늘어났다. 즉, 우리나라도 이제 고령 선진국에 속한다는 뜻이다. 우리가 아무리 빠른 변화에 익숙하다 하더라도 이렇게 급격한 사회 구조 변화에는 놀랄 수밖에 없다. 이에 대한 현실적인 방안은 턱없이 부족하다.

　빠르게 다가온 초고령사회에 우리는 얼마나 대비하고 있을까? 기대수명과 건강여명이 늘어난 점 등 긍정적인 변화도 있지만, 그 이면에는 복합적인 노인 문제가 현실로 나타나고 있다.

　노인의 상대적 빈곤율은 39.7%로 높아졌고, 차별·소외·고립을 경험하는 상황도 늘어나고 있다. 사회적·경제적 성취에 만족하는 노인의 비율은 26.7%에 불과하다. 현재 삶에 만족한다고 응답한 비율도 31.9%에 그쳤다. 이를 보면 우리 사회가 노인을 맞이할 준비가 부족한 것은 아닌지 안타까운 마음이 든다.

　게다가 2023년 기준, 한국 노인은 평균 2.2개의 만성질환을 앓고 있으며, 3개 이상을 보유한 노인도 35.9%에 달한다. 주요 만성질환으로는 고혈압, 당뇨병, 고지혈증, 관절염, 요통 등이 포함된다. 이들 질환의 조기 발견과 관리는 아무리 강조해도 지나치지 않다.

　노화와 만성질환이 복합적으로 작용해 나타나는 '노인증후군'에도 주목해야 한다. 인지기능 저하, 보행 장애, 낙상과 골절, 저영양, 수면장애, 요실금, 근감소증, 노쇠, 구강 기능 저하 등이 이에 해당한다. 노인증후군은 개인차가 크지만, 발생률이 높고 생활 기능 자립을 방해하며 삶의 질 저하와 장애 기간 연장으로 이어질 수 있다. 따라서 예방이 매우 중요하다. 노인증후군 예방을 위해서는 근력의 유지 및 향상과 적절한 영양 공급이 무엇보다 중요한데, 우리나라에서도 후기 고령자 비율이 높아질수록 이 문제가 심각해질 것으로 예상한다.

그렇다면 일본의 사례는 어떨까? 일본은 1970년에 고령화사회, 1994년에 고령사회, 2007년에 이미 초고령사회에 진입했다. 2024년 9월 노인 인구 비율이 29.3%(3,625만 명)로 세계 최고 수준이다. 특히 75세 이상 후기 고령자 비율이 16.8%(2,076만 명)로 65~74세인 전기 고령자보다 높다. 후기 고령자가 많아지면서 노인증후군을 앓는 사람도 늘어나 사회적 부담은 커지고 있다. 일본이 당면한 가장 큰 문제는 후기 고령자의 건강 문제이며, 후생성의 고령자 건강 정책도 이들에게 초점을 맞추고 있다.

일본은 초고령사회에 대한 대비가 잘 되어 있는 편이다. 1972년 고령자 전문병원과 노화연구소가 포함된 도쿄도 건강장수의료센터를 설립해 과학적 데이터 기반의 대책을 마련해왔다. 2004년에는 국립장수의료연구센터를 세워 국가 차원에서 노화와 노인병 문제 해결에 나섰다.

반면, 우리나라는 2024년 12월에 초고령사회로 진입했지만, 노화와 노인병, 노인 문제를 전문적으로 다루는 연구소나 고령자 전문병원이 적다. 쌓여 있는 노인 문제를 과학적 데이터에 기반해 해결할 만한 기관이 없다는 현실이 답답하게 느껴질 정도다.

독거노인·장애인을 위한 응급 안전 안심 서비스

독거노인·장애인 응급 안전 안심 서비스는 장비를 설치해 가정 내 화재, 응급 상황, 장시간 쓰러짐 등을 감지하고 신고하는 ICT(정보통신기술)이다. 신청은 본인이나 가족이 가까운 읍·면·동 행정복지센터나 노인복지관에 방문 또는 전화로 할 수 있다. 가정에 설치된 장비가 응급 상황을 감지하면 119와 응급관리 요원에게 곧바로 연락해 신속히 구조 및 구급 지원을 받을 수 있다.

- **화재 감지:** 화재 발생 시 감지기가 자동으로 119에 신고
- **응급 호출:** 화장실이나 침실에 설치된 버튼이나 음성 명령으로 119 신고 가능
- **활동량 감지:** 움직임, 심박, 호흡 등을 측정해 쓰러짐이나 의식 상실 시 응급관리 요원에게 알림

독거노인과 장애인의 낙상은 건강에 치명적이므로, 이를 모니터링하는 장비를 설치하는 것은 안전한 생활을 유지하기 위해서 매우 중요하다. 낙상 예방을 위해 집 안 환경을 개선하는 서비스도 적극 활용해보자.

안티에이징 대신
위드에이징으로

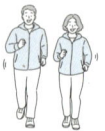

　인간은 시간의 흐름에 따라 몸의 기능이 저하되고, 그 역할을 마치면 결국 생명의 순환 과정을 마무리하는 죽음을 맞이한다. 그런데 요즘은 노화도 질병처럼 치료할 수 있다는 인식이 널리 퍼지면서 이를 인류가 해결해야 할 가장 중요한 과제로 여기는 연구자들이 늘고 있다.
　이러한 흐름에 따라 수명이 다해 죽음에 이르는 과정을 의과학 기술을 통해 늦추려는 시도, 즉 '안티에이징' 의료에 대한 기대감도 커지고 있다. 이는 우리 몸의 노화를 늦추거나 멈추고, 더 나아가 젊은 시절의 건강한 상태로 되돌리는 개념이다. 즉, 노화를 극복하기 위한 노력인 셈이다.
　이러한 시도는 젊은 시절에 유지해온 기능을 가능한 한 오래

안티에이징과 위드에이징 비교

항목	안티에이징	위드에이징
기본 관점	노화를 '극복'	노화를 '수용'
주요 목표	기능 유지 및 수명 연장	삶의 질 유지 및 의미 추구
접근 방식	의과학 중심	긍정적인 삶의 태도 및 실천 중심
실현 방법	의료기술, 영양 보충, 시술 등	생활 습관 개선, 정신적 성장, 의식 개선 등

끌고 가거나 잃어버린 기능을 회복함으로써 기대 수명을 연장하는 데 있다. 하지만 수명이 연장된다고 해서 삶의 질이 어느 정도 높아질지, 건강 수명은 실제로 얼마나 늘어날 것인지에 대해 명확한 답을 내리기는 어렵다.

그래서 나는 안티에이징보다 '위드에이징(with aging)'을 강조하고 싶다. 나이가 드는 것을 자연스럽게 받아들이면서, 어떻게 하면 잘 늙어갈 수 있을지 새로운 관점을 갖는 것이 중요하다. 다시 말해, 자신의 나이를 부정하기보다 긍정적으로 받아들이려는 자세가 먼저다.

앞으로 어떻게 살아갈 것인가는 지금까지 살아온 인생 못지않게 중요하다. 중년 이후의 삶은, 몸은 건강하고 정신적으로는 안정되며 심리적으로 만족스러우면서 원만한 인간관계 속에서 생활의 지혜를 찾아가는 여정이어야 한다. 이러한 삶을 위해 해야 할 일은 너무도 많다. 식습관을 건강하게 관리하고, 일상에서 조금이라도 움직이는 시간을 늘리며, 다양한 사람을 만나 자주 이야기를 나눠야 한다. 또한 정신적·심리적으로 부족한 부분을 채워가기 위한 활동도 스스로 찾아야 한다.

여생을 보람차게 느끼며 보내는 노년은 그 누구도 대신해줄 수 없다. 오늘 하루를 보낸 자신에게 "오늘은 의미 있는 하루였다"고 자신 있게 말할 수 있도록, 충실한 삶의 공백을 하나씩 메워나가는 것이 바로 '위드에이징'의 개념이다.

경제자립도 중요하지만, 건강자립이 더 중요하다

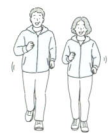

'자립(自立)'이란 말 그대로 스스로 혼자 선다는 뜻이다. 다른 사람에게 지나치게 의존하지 않고 독립적으로 살아갈 수 있어야 비로소 자기 삶의 주인이 될 수 있고, 원하는 방향으로 인생을 계획할 수 있다. 이와 관련해 '경제자립'이라는 말은 익숙하게 들어봤겠지만, '건강자립'이라는 말은 조금 낯설게 느껴질지도 모르겠다.

노후의 경제자립은 무엇보다 중요하다. 새삼스럽게 더 설명할 필요도 없다. 하지만 나는 여기에 건강자립도 꼭 함께 강조해야 한다고 덧붙이고 싶다.

건강자립, 스스로 건강하게 사는 힘

건강자립이란 큰 병이 없어서 자주 병원에 갈 일이 없고, 젊을 때의 체력을 잘 유지하면서 내가 원하는 삶을 실천하며 살아가는 상태를 말한다.

예를 들어, 먹고 싶은 음식이 있으면 좋아하는 식당에 가서 즐겁게 식사하고, 가고 싶은 곳이 있으면 자유롭게 여행하며, 친구를 만나서 취미 생활을 즐기고, 가볍게 자원봉사 활동을 하면서 사회적으로 보람을 느끼고, 지적인 호기심을 채우기 위해 독서와 공부를 놓지 않으며 마음이 여유로울 땐 공원에 앉아 계절의 바람과 햇살을 느끼는 삶. 이런 일상들을 누구의 도움 없이 스스로 누릴 수 있는 것이 바로 건강자립이다.

건강자립을 위한 3가지 실천 전략

건강자립은 가만히 앉아 있는다고 해서 자연스럽게 찾아오지 않는다. 반드시 스스로 의지를 가지고 계획하고 실천해야 한다. 이를 위해 다음 3가지 전략을 제안한다.

① 신체적 전략: 활동량 늘리기

핵심은 매일 일상에서 몸을 더 많이 움직이고 나아가 다양한 운동을 실천하는 것이다. 사람은 본능적으로 움직이기보다는 쉬는 쪽을 좋아한다. 걷기보다는 서 있기를, 서 있기보다는 앉기를, 앉기보다는 눕기를 선호한다. 이처럼 몸을 덜 움직이는 생활이 계속되면, 결국 우리 몸은 원활하게 기능하지 않고 각종 질병을 일으키게 된다.

특히 오랜 시간 앉아 있는 습관은 심혈관 질환과 조기 사망 위험을 높이며 삶의 질을 떨어뜨린다는 연구 결과가 많다. 따라서 앉아 있는 시간을 줄이고, 활동하는 시간을 늘리는 것이야말로 노후 건강을 지키는 핵심 전략이다.

호주 스윈번 공과대학교의 연구에 따르면, 24시간을 가장 이상적으로 사용하는 방법은 수면 8시간, 앉은 시간 6시간, 서 있는 시간 5시간, 움직이는 시간 4시간으로 구성해 생활하는 것으로, 이것이 혈당 조절과 심혈관 건강에 최적의 효과를 미친다고 한다. 다만 여기에서 말하는 '움직이는 시간'에는 요리하기, 집안일 하기, 크게 웃기 같은 가벼운 저중강도의 신체 활동들도 포함된다.

일상 속 활동량을 늘리기 위해서는 다음과 같은 방법이 효과적이다.

일상 속 활동량을 늘리는 방법
- 계단 이용하기
- 하루 30분 산책하기
- 온라인 쇼핑 대신 직접 장보기
- 로봇청소기 대신 청소기 돌리기
- 스마트폰 사용을 줄이고 스트레칭 시간 늘리기
- 아침 체조 모임, 동호회 활동, 취미 활동 참여하기
- 공원이나 야외 운동기구 활용하기
- 반려동물과 함께 걷기
- 주말에 가족과 함께 나들이나 소풍 계획하기

정확한 건강 데이터를 확인하기 위해 피트니스 앱이나 스마트 워치 같은 웨어러블 기기를 활용해 심박수, 걸음 수, 칼로리 소모 등을 실시간으로 추적하면서 자신의 건강 상태를 모니터링할 수도 있다. 이런 기기들은 운동 패턴을 점검하고, 설정한 목표를 달성하는 데 도움이 된다.

온라인 커뮤니티에 가입해 같은 목표를 가진 사람들과 서로의 경험을 공유하면서 동기 부여를 받을 수도 있다. 작은 실천이라도 꾸준히 하다 보면, 몸은 서서히 변화된다. 건강자립의 핵심은 앉아 있는 시간을 줄이고, 다리를 움직이며 온몸을 사용하는 '액티브 시니어(active senior)'가 되는 데 있다.

몸을 자주 움직이는 것 못지않게 중요한 것은 여러 가지 형태의 운동을 고루 실천하는 것이다. 한 가지 운동만 반복하면서 같은 근육을 쓰기보다는 다양한 운동을 접하는 것이 전신 근육 발달과 균형성 향상에 도움이 된다. 같은 운동만 반복하면 균형 발달이 무너질 뿐 아니라 지루함을 느껴 그만두기도 쉽다.

운동과 영양 섭취의 다양성이 노쇠 발생에 미치는 영향을 검토하기 위해서 75세 이상 고령자 중에 노쇠가 발생하지 않은 여성 604명을 2년간 추적 관찰한 결과, 운동 및 식사의 다양성이 높은 군에서 노쇠 발생률이 현저하게 낮게 나타났다.

② 식사 및 영양 전략: 골고루 먹기

노년기 건강자립을 위해 몸에 좋다고 알려진 음식만 골라서 먹으면 된다는 생각은 매우 위험하다. 특정 음식에 편중된 식단은 영양분의 과잉 섭취로 이어질 수 있으며, 이것이 반드시 건강에 좋은 영향을 미치는 것도 아니다. 건강자립을 위해서는 균형 잡힌 식사 전략이 필요하다.

핵심은 여러 가지 음식을 골고루 섭취하는 것이다. '식품 다양성'은 이 책의 다른 부분에서도 여러 차례 강조했는데, 특히 10가지 식품군 중에서 하루에 7가지 이상을 섭취하려고 노력하는 것이 바람직하다.

그중에서도 가장 중요한 단백질뿐 아니라 미네랄과 비타민,

특히 비타민 B군과 D의 충분한 섭취가 필요하다. 대표적인 미량 영양소의 기능과 식품은 다음과 같다.

대표적인 미량 영양소와 기능

영양소	기능 및 중요성	풍부한 식품 예시
비타민 B군	에너지 생성, 신경계 유지, 인지기능 및 뇌 건강 유지	시금치, 토마토, 바나나, 굴, 조개, 치즈, 콩류, 생선, 달걀 노른자, 통곡물
비타민 D	뼈 건강, 우울증·골다공증·당뇨 예방, 면역력 상승, 비타민 D 합성을 위해서는 햇빛 노출 필요	연어, 송어, 참치, 장어, 두부, 표고버섯, 달걀 노른자, 우유, 요거트, 치즈
칼륨, 칼슘, 마그네슘	심혈관 질환 예방, 혈압 조절, 신경 안정, 근육 기능, 스트레스 완화	해조류, 아몬드, 캐슈너트, 호박씨, 해바라기씨, 아마씨, 통밀빵, 현미, 오트밀, 아보카도, 시금치, 케일, 콩류, 저지방 유제품, 바나나, 연어

이와 함께 또 하나 중요한 점은 식사의 영양 밀도를 높이는 것이다. 영양 밀도를 높이기 위해서는 식사에서 밥, 빵, 면류 등 탄수화물 식품의 비율을 줄이고, 육류, 생선, 달걀, 콩, 두부와 같은 단백질류, 우유, 유제품, 과일처럼 비타민과 미네랄이 풍부한 음식과 채소 및 해조류 등을 다양하게 섭취하는 것이 필요하다.

③ 사회관계 전략: 적극적인 사회 활동

적극적으로 사회 활동에 참여하고 사람들과 교류하는 것은 노년기 건강자립을 완성하는 지름길이다. 집 바깥의 공간에서 활동하고, 가족 이외의 다른 사람과 의사소통을 하며 사회에 참여하는 것은 건강자립의 토대가 된다.

사회적 고립은 사회 활동 참여가 부족하고, 사람들과의 관계가 단절되면서 사회적 소속감이 결여된 상태를 말한다. 이러한 고립은 심리적인 문제뿐만 아니라 심장병이나 뇌졸중 발병률을 높이고, 인지기능 저하, 삶의 만족도 하락 등과도 연관된다. 또한 갑작스러운 응급 상황 발생 시 주변에 도움을 줄 사람이 없다면 이후의 생활 전반에 심각한 영향을 미칠 수 있다.

심리적 고립 또한 심각한 문제다. 이는 단순한 외로움을 넘어 정서적으로나 정신적으로 다른 사람과 단절되었다고 느끼는 상태를 말한다. 주변에 가족이나 친구가 있어도 깊은 고립감을 느낄 수 있으며, 이를 방치하면 우울증, 불안장애, 낮은 자존감 등으로 이어질 수 있다.

노년기 건강자립을 위해서는 이 같은 정서적 문제를 극복할 수 있는 지혜가 필요하다. 이를 위한 첫걸음은 새로운 사람과 관계를 맺는 것이다. 말처럼 쉽지는 않지만, 실천하지 않으면 변화는 없다. 가장 효과적인 방법은 자신의 관심사나 취미를 공유할 수 있는 모임에 참여하는 것이다. 독서 클럽, 스포츠 동호회, 요리 교실, 종교 모임 등은 자연스럽게 어울릴 수 있는 환경을 제공하며, 처음부터 큰 조직에 들어가는 것이 부담스럽다면 소규모 모임부터 시작하는 것도 괜찮다. 새로운 사람들과 만나 깊이 있는 대화를 나누며 혼자가 아니라 함께 살아가는 사회로 진입해야 한다.

이와 관련해 65세 이상 고령자 1,070명을 대상으로 3년간 추적 조사를 진행했다. 그 결과, 사회적 고립 발생률은 남성이 18.8%, 여성이 8.8%로 나타났다. 이와 함께 사회적 고립을 예방하는 요인으로는 취미 활동 참여, 운동 참여, 2가지 이상의 사회활동 참여가 가장 효과적인 것으로 분석되었다. 근력 운동은 고령자의 우울 증상 개선에도 효과가 있었으며, 복합운동이 뇌유래신경영양인자(BDNF, Brain-Derived Neurotrophic Factor) 수치를 높이는 데도 긍정적인 영향을 미친다는 결과도 함께 나타났다. 따라서 건강자립을 위해 스스로 할 수 있는 일을 찾아서 반드시 실천해야 한다.

마지막으로, 각 지역에는 고령자의 건강 지원이나 돌봄 지원과 관련된 다양한 제도가 마련되어 있다. 건강생활지원센터는 주민과 행정기관이 협력해 건강한 생활을 관리하고 지원하는 지역 보건기관이다. 통합건강증진사업은 지자체가 지역 주민을 대상으로 건강생활 실천과 만성질환 예방, 취약계층 건강관리를 목적으로 추진하는 통합 사업이다. 또한 지역사회 통합 돌봄

(커뮤니티 케어)은 주거, 보건의료, 요양, 돌봄, 독립생활 등을 통합적으로 지원받을 수 있도록 돕는 제도다. 이러한 제도들을 잘 활용하면 건강자립에 큰 도움을 받을 수 있다.

근육 건강이
백세를 좌우한다

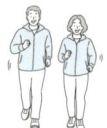

근육은 심장박동, 호흡, 소화, 신체의 움직임 등 다양한 기능을 수행해 생명을 유지하는 데 핵심적인 역할을 담당한다. 일상생활에서 체온 조절과 신체를 보호하며 걷기, 뛰기, 앉기, 일어서기 등 우리 몸의 운동 기능과 균형 및 자세 유지, 신진대사 활성화를 통해 에너지 소비를 촉진한다. 이처럼 다양한 역할을 수행하는 근육이 나이가 들수록 중요한 이유 중에 하나는 노화를 늦추고 노화에 따른 신체 기능 감소를 예방하는 데 도움이 되기 때문이다. 따라서 근육을 건강하게 유지하는 것은 건강여명 연장의 핵심이다.

WHO 헌장에서는 건강을 "육체적·정신적 및 사회적으로 완전히 양호한 상태로, 단순히 질병 또는 병약이 존재하지 않는 것

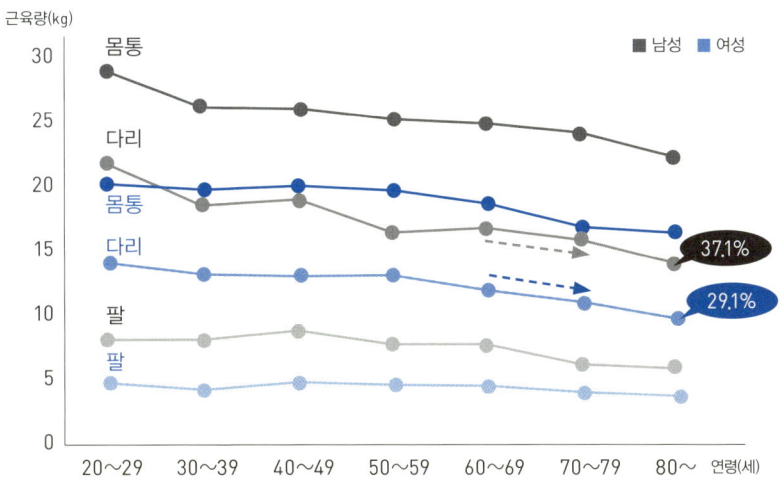

근육량의 연령군별 비교

1. 다리의 근육량 저하가 가장 크다.
2. 남성은 60세부터, 여성은 50세부터 다리 근육량 감소가 빨라진다.

이 아니다"라고 정의하고 있다. 그렇다면 근육 건강이란 기능적으로 뿐만 아니라 형태적으로도 양호한 상태인 셈이다. 근육 건강을 잘 유지한다면 일상생활에서 필요한 여러 가지 동작을 어려움 없이 할 수 있다. 그 외에도 근육은 자세 유지, 혈류, 대사 촉진, 수분 저장, 면역력 향상, 대사 물질 분비 등의 기능 역시 담당하고 있다.

일반적으로 근육은 40세 이후부터 매년 0.5~1%씩 서서히 감소하지만, 그보다 더 큰 문제는 이에 따른 근력 저하 즉, 근감소증이다. 근감소증은 앞서 말한 것처럼 노쇠, 낙상 및 골절, 인지기능 저하, 보행 장애라는 악순환을 가져오는 핵심 요인이므로 근육 건강이 노년의 건강을 좌우한다고 해도 과언이 아니다.

그렇다면 근육 건강을 유지하고 증진시키기 위해 가장 중요한 생활 습관은 무엇일까? 근육 건강에 영향을 미치는 다양한 요인 중에서 전문가들은 연령 증가에 따른 활동량 감소와 불균형적인 영양 섭취, 그리고 무분별한 다이어트를 경계해야 한다고 입을 모은다.

근육 건강을 유지하기 위해서 필요한 최소한의 조건은 다음과 같다.

① 적절한 영양과 수분 섭취

음식을 섭취하고 영양을 보충하는 것은 우리 몸에 연료를 보급해주는 것과 같다. 자동차에 좋은 연료를 넣어주지 않으면 제 기능을 다 할 수 없는 것처럼 우리 몸도 균형 잡힌 식사를 제공받지 못하면 잠재능력을 충분히 발휘할 수가 없다. 특히 질 좋은 단백질과 칼슘, 비타민 D가 풍부한 식단을 짜는 것이 가장 좋다. 아울러 수분 섭취도 무시할 수 없다. 하루 2리터 이상의 수분 섭취는 활력 있는 노년을 위해 필수적이다.

② 적절한 근력 운동

적절한 근력 운동은 일상생활의 부하를 이겨낼 수 있는 근력 향상에 도움을 준다. 운동과 영양이 근력 건강에 근본이라는 것은 여러 번 강조해도 지나치지 않다. 구체적인 운동법은 4파트에서 소개한다.

③ 적절한 휴식

개개인에게 맞는 적절한 운동은 효과적이지만, 본인의 체력이나 건강 상태에 비해 운동 강도나 운동량을 무리하게 설정하면, 근육의 과한 긴장, 피로 축적, 부상 등과 같은 부작용이 나타날 수 있다. 우리 몸은 휴식하는 동안 에너지를 저장하고 수분을 보충하면서 손상된 조직을 복구하고 강화하기 때문에 적절한 휴식이 필요하다. 충분한 수면, 스트레칭, 마사지, 스트레스 해소, 가벼운 운동으로 적절한 휴식을 병행하는 것이 효과적인 방법이다.

이처럼 본인에게 맞는 근력 운동과 충분한 영양 및 수분 섭취, 적절한 휴식 이 세 요소를 잘 조합해 실천한다면, 근육을 건강하게 유지할 수 있다.

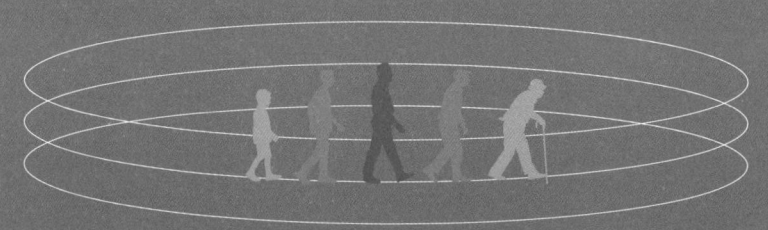

Part 2

삶의 질을 떨어뜨리는 노인성 질환의 모든 것

근감소증,
모든 노인성 질환의 시작

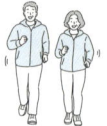

근감소증이란 나이가 들면서 골격근량이 줄어드는 현상을 말하며, 1989년 미국의 어윈 로젠버그(Irwin Rosenberg) 교수가 처음 제안한 개념이다. 로젠버그는 연령이 증가함에 따라 신체의 여러 기능과 형태가 변화하지만, 그중에서도 근육량의 변화가 특히 두드러진다고 강조했다.

근감소증의 영문명인 'Sarcopenia'는 그리스어에서 유래했으며, sarco는 '근육', penia는 '감소·소실'을 뜻한다. 처음에는 단순히 근육량이 감소하는 것으로 정의했지만, 이후 여러 연구를 통해 근육량보다 근력이나 신체 기능이 노인 건강과 더 밀접한 관련이 있음이 밝혀졌다. 현재는 '근육량 감소에 따른 기능 저하'를 의미하는 개념으로 자리 잡았다.

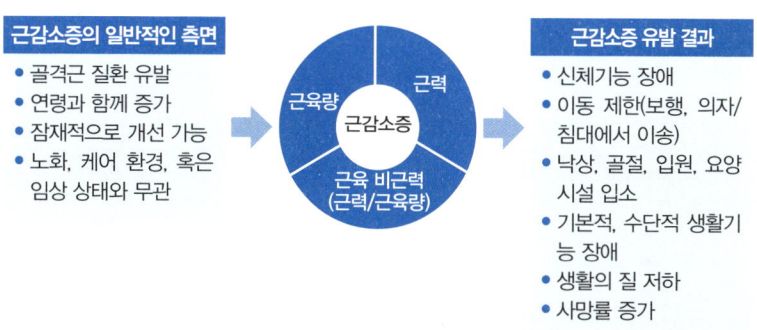

근감소증은 2017년부터 근육장애군에 속하는 질병으로 분류되고 있지만, 아직 특별한 치료제는 없다. 따라서 발병 후 치료보다는 예방과 관리가 무엇보다 중요하며, 특히 운동과 식습관 관리가 필수다.

근감소증이 발생하는 원인은 매우 복잡하며, 아직 완전히 밝혀지지 않았다. 현재도 원인을 규명하기 위한 연구가 활발히 진행 중으로, 지금까지 알려진 주요 원인은 운동 부족, 비만, 만성폐쇄성폐질환, 만성신장질환, 당뇨병, 암, 류머티스 관절염, 인슐린 저항성, 호르몬 감소, 저영양이나 질 낮은 단백질 섭취, 단백질을 에너지로 전환시키는 능력 감소, 뇌 근육의 정보를 전달하는 세포 감소 등으로 알려져 있다.

근감소증 유병률은 조사 대상에 따라 크게 차이가 있다. 일반적으로 지역 거주 고령자의 경우 6~12% 정도지만, 시설 입소자나 입원 환자의 경우 14~33%로 보고된다.

대한예방의학회가 발간하는 《예방의학 및 공중보건 저널(Journal of Preventive Medicine and Public Health)》에 2020년 12월 28일까지 보고된 논문을 분석한 결과에 따르면, 국내 65세 이상 노인의 약 13.1%가 근감소증 환자였으며, 그중 남성은 14.9%, 여성은 11.4%로 남성에서 더 높은 비율을 보였다.

반면 국민건강영양조사 결과에서 근감소증 유병률은 남성 6.6%, 여성 9.2%로 여성에서 더 높았다. 특히 소득 수준이 낮은 집단에서 유병률이 더 높은 것으로 나타났다.

혹시 나도? 근감소증 진단 방법

근육량을 정확히 평가하려면 정밀검사가 필요하지만, 아무런 도구 없이 간단히 추정할 수 있는 방법이 있다. 일본 도쿄대학교 노인의학연구소가 개발한 '핑거링(Finger Ring) 검사법'이다. 핑거링이란 양손 엄지와 검지를 원형(하트 모양의 손동작과 유사)으로 만들어 자신의 왼쪽 종아리 중 가장 굵은 부위를 둘러보는 방법이다. 종아리가 핑거링보다 굵으면 근육량이 충분하고, 종아리가 핑거링과 딱 맞으면 연령대 대비 평균 수준, 종아리가 핑거링보다 헐렁하면 근육량 감소 가능성이 높다고 볼 수 있다.

도쿄대 연구팀이 65세 이상 노인 2,011명을 대상으로 조사한 결과, 핑거링 테스트에서 종아리가 딱 맞는 경우 근감소증 위험

근육량을 간단히 평가할 수 있는 간이 핑거링 테스트

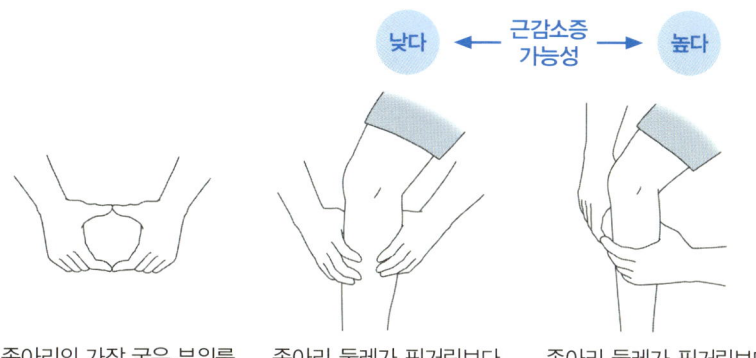

이 2.4배, 헐렁한 경우 6.6배 높았다. 특히 종아리가 헐렁한 노인은 사망 위험 역시 3.2배나 높았다.

① 1차 기관에서의 환자 발견

많은 1차 의료기관에는 근육량을 세밀하게 측정할 수 있는 전문 장비가 없고, 4m 보행 속도를 측정할 만한 공간도 부족하다. 이에 《아시아 근감소증 지침 개정판》(2019년)에서는 특별한 장비 없이 간단하게 근감소증 가능성이 있는 환자를 찾는 방법인 종아리 둘레 측정과 SARC-F 설문지 활용을 권고한다.

종아리 둘레는 줄자를 이용해 앉은 상태에서 왼쪽 종아리의 가장 넓은 부위를 측정한다. 남자는 34cm 미만, 여자는 33cm

미만이면 근감소증 가능성이 높다고 판단한다. SARC-F 설문지는 근력(strength), 보행 보조(assistance in walking), 의자에서 일어나기(rising from a chair), 계단 오르기(climbing stairs), 낙상(falls)의 다섯 항목을 묻는 설문으로, 총점 4점 이상이면 근감소증을 의심한다.

② 의료기관이나 연구소에서 근감소증 진단

의료기관에서는 근력과 신체 기능, 근육량 등을 종합적으로 측정해 근감소증을 진단한다.

먼저 근력은 악력계를 이용한 간단한 악력 측정으로 평가할 수 있다. 악력은 전신 근육량과 근력을 잘 반영하는 지표로 알려져 있다. 2019년 아시아 지침에서는 악력이 남성 28kg 미만, 여성 18kg 미만일 때 근력 감소로 정의한다.

두 번째로 신체 기능에서는 보행 속도를 지표로 가장 많이 사용한다. 평소 보행 속도를 측정했을 때 남녀 모두 1.0m/sec 미만이면 보행 속도가 느린 것으로 평가한다. 다만 이를 정확하게 측정하려면 6m의 공간이 필요하다는 제약이 있다. 그래서 2019년 아시아 지침에서는 보행 속도 외에 5회 의자에서 일어서기 12초 이상일 때, 간단신체수행평가(Short Physical Performance Battery) 9점 미만일 때 기능 저하로 평가한다. 이 검사에는 3m 보행 속도(4점), 균형(4점), 의자에서 5회 일어나기(4점) 등이 포

한국형 근감소증 선별 질문지(SARC-F)

항목	질문	점수
근력	무게 4.5kg(생수 1.5L 3개)를 들어서 나르는 것이 얼마나 어려운가요?	• 전혀 어렵지 않다 (0) • 조금 어렵다 (1) • 매우 어렵다/할 수 없다 (2)
보행 보조	방의 한쪽 끝에서 다른 쪽 끝까지 걷는 것이 얼마나 어려운가요?	• 전혀 어렵지 않다 (0) • 조금 어렵다 (1) • 매우 어렵다/보조기(지팡이 등)를 사용해야 가능하다/할 수 없다 (2)
의자에서 일어나기	의자(휠체어)에서 일어나 침대(잠자리)로, 혹은 침대(잠자리)에서 일어나 의자(휠체어)로 이동하는 것이 얼마나 어려운가요?	• 전혀 어렵지 않다 (0) • 조금 어렵다 (1) • 매우 어렵다/도움 없이는 할 수 없다 (2)
계단 오르기	10개의 계단을 쉬지 않고 오르는 것이 얼마나 어려운가요?	• 전혀 어렵지 않다 (0) • 조금 어렵다 (1) • 매우 어렵다/할 수 없다 (2)
낙상	지난 1년 동안 몇 번이나 넘어지셨나요?	• 전혀 없다 (0) • 1~3회 (1) • 4회 이상 (2)

근감소증 자기 평가
- 나의 왼쪽 종아리 둘레는 ___cm다.
- SARC-F의 점수는 ___점이다.

출처: Kim S, et al. J Am Med Dir Assoc 2018; 19: 40-45

함된다.

마지막으로 근육량은 정확하게 측정하기 어려우므로 간접적인 방법을 사용해 계산한다. 골격근량지수(SMI, Skeletal Muscle Mass Index)는 팔과 다리의 근육량을 {신장(m)²}으로 나누어 산출한다. 그 값이 DXA(Dual-energy X-ray Absorptiometry)(남성<7.0kg/m², 여성<5.4kg/m²) 또는 BIA(Bioelectrical Impedance Analysis)(남성<7.0kg/m², 여성<5.7kg/m²)이 되면 근육량이 감소했다고 진단한다.

예를 들어, 키 160cm 여성의 근육량을 DXA법으로 측정했을 때, 왼쪽 다리 3.9kg, 오른쪽 다리 4.1kg, 왼쪽 팔 3.1kg, 오른쪽 팔 3.3kg이라면 총 골격근량은 14.4kg(SM=3.9+4.1+3.1+3.3=14.4kg)이다. 이를 신장(m)²으로 나누면, SMI=14.4kg/(1.6m×1.6m)=5.63kg/m²가 된다. 이 값은 아시아 기준치(5.4kg/m²)보다 높으므로 근육량은 유지되고 있다고 본다. 하지만 같은 수치를 BIA법으로 측정했다면, 기준치(5.7kg/m²)보다 낮아 근육량 감소로 진단한다.

인생 100세 시대에 건강하게 자립하려면 단순히 체중 유지가 중요한 게 아니라 근육량 유지가 핵심이다.

> **여기서 잠깐!**
> 나의 골격근량 지수는 _____ kg/m²이다.

근감소증이 의심되면 어떻게 해야 할까?

아쉽게도 근감소증을 예방하거나 치료하는 약물은 아직 개발되지 않았다. 임상시험 중인 약물은 있으나 현재로서는 상용화되지 않았다.

① 근감소증의 치료법 – 영양과 운동

근감소증을 치료하기 위해서는 양질의 단백질 섭취와 운동을 병행해 적절한 근육량을 유지하는 것이 가장 효과적이다.

근감소증은 주로 골격근을 이루는 단백질이 서서히 줄어들면서 발생한다. 이는 골격근 단백질의 분해량이 합성량을 장기간 초과할 때 나타난다. 따라서 영양적인 측면에서는 근육 생성을 위해 양질의 단백질을 충분히 섭취하는 것이 중요하다. 미국 국립과학 아카데미 의학연구소(Institute of Medicine of the National Academies)의 식품영양위원회에 따르면, 성인 1일 단백질 권장 섭취량은 체중 1kg당 0.8g이지만, 근감소증 예방 및 치료를 위해서는 체중 1kg당 1.0~1.2g이 필요하다. 예를 들어, 체중이 65kg이라면 매일 65~78g의 단백질을 섭취해야 한다는 의미다.

도쿄도 건강장수의료센터 연구소에서도 노년 질환 환자들을 대상으로 식품 섭취의 다양성을 강조해왔다. 생선류, 육류, 달걀, 우유, 콩류, 채소, 과일, 해조류, 감자·고구마, 기름을 사용한 음식 등 총 10가지 식품군을 기준으로, 식품 다양성 점수가 7점 이상일 경우 근감소증 예방에 효과적이라고 알려져 있다. 우리나라 노년층 역시 탄수화물 섭취에 비해 단백질 섭취량이 부족하다는 연구 결과가 많다. 따라서 동물성·식물성 단백질을 모두 골고루 섭취하는 식습관이 필요하다.

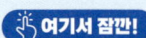

나의 오늘 식품다양성 점수는 ____점이다.

다음으로는 운동을 살펴보자. 근감소증 예방과 개선을 위해서는 단일 운동보다는 근력 운동을 중심으로 여러 운동을 병행하는 것이 필요하다. 특히 근력 운동을 할 때는 중량을 점진적으로 늘려가는 것이 핵심이다. 처음에는 반드시 가벼운 무게로 시작해야 하며, 욕심이나 자만은 금물이다.

자신의 체중을 활용한 운동이나 고무밴드 같은 간단한 도구를 이용한 운동도 도움이 된다. 우리나라는 공원, 하천 부지, 주

택 단지 등에 근력 운동 기구가 잘 갖춰져 있으므로 이를 적극적으로 활용해도 좋다. 여유가 있다면 스포츠센터를 등록하는 것도 추천한다. 처음에는 5kg 덤벨로 시작해서 가뿐하게 들 수 있게 되면 2주 뒤에는 6kg, 8kg으로 점차 무게를 늘려간다. 단, 근력은 하루이틀 만에 갑자기 향상되지 않으므로 최소 3개월간 꾸준히 1단계를 실천한 뒤, 이후에는 생활 속 습관으로 정착시키는 것이 중요하다.

② 운동과 영양의 병행 효과

근감소증 환자 155명을 대상으로 3개월간 운동과 영양 지도를 실시한 결과, 운동이나 영양 섭취 한 가지만으로는 부족하며, '운동과 영양 섭취를 병행했을 때' 가장 효과적이라는 사실이 과학적으로 확인되었다.

근육량이나 근력을 단기간에 크게 늘리거나 개선할 수 있는 방법은 없다. 만약 그렇게 쉬운 방법이 있었다면, 근육량 감소와 근력 저하로 고생하는 사람들이 이렇게 많지는 않았을 것이다. 노년층뿐 아니라 중년층에게도 근육을 늘리고 근력을 강화하는 일은 결코 간단하지 않다.

앞에 언급한 155명 사례에서 실험 대상을 영양군, 운동군, 운동 영양 병행군 3그룹으로 나누어 일주일에 2번, 1회 60분의 운동 영양 지도를 3개월 동안 실시했다. 그 결과 전신 근육량은 영

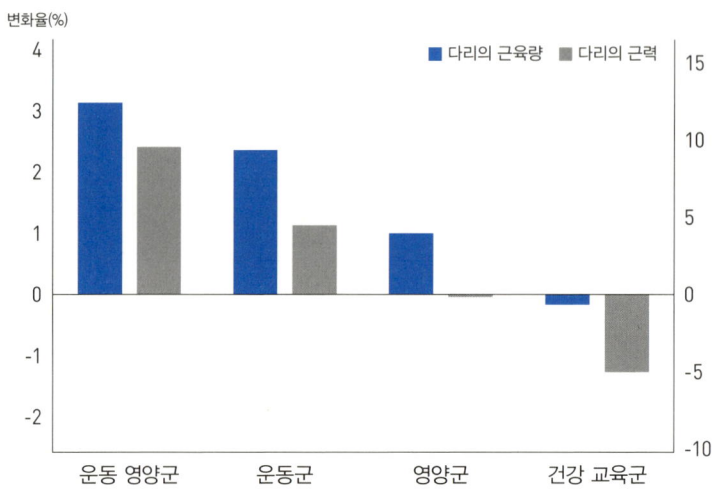

근감소증 환자를 대상으로 3개월간 영양 운동 지도 효과

근감소증 환자의 근육량과 근력을 증가시키기 위해서는 운동 단독이나 영양 단독으로는 부족하며 운동+영양이 효과적이다.

양군이 280g, 운동군이 420g, 운동 영양 병행군이 500g 증가했으며, 다리 근육량은 영양군이 100g, 운동군이 250g, 운동 영양 병행군이 310g 증가했다. 근감소증 환자라는 한계가 있었음에도 전문가의 체계적인 지도에 따라 운동과 영양 섭취를 병행하자 전신 근육량이 크게 증가한 것이다.

비슷한 연구 결과는 도쿄도 건강장수의료센터 연구소의 다른 연구팀에서도 보고되었다. 65~80세 남녀 고령자 80명을 대상으로 주 2회, 1회 1시간의 운동과 영양 지도를 3개월간 실시한 결과, 실험 참가자의 평균 근육량이 170g 증가했다고 한다. 이러한 결과는 곧 근육량을 늘리기 위해서는 단기간의 시도가 아니라 지속적인 운동과 영양 관리가 필수적이라는 점을 잘 보여준다.

노쇠,
건강과 장애의 징검다리

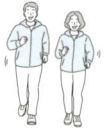

 "노년기는 노쇠와의 싸움이다"라고 강조하고 싶을 만큼, 노쇠는 노인의 일상생활을 위협하는 가장 큰 건강 문제다. p.16에서 언급한 것처럼 노쇠는 단순히 나이가 들면서 자연스럽게 나타나는 노화와는 다르다. 잘못된 건강 관리와 생활 습관으로 인해 생리적 예비력이 떨어지고, 그 결과로 스트레스에 대한 적응력이 약해져 장애나 장기 요양 상태로 이어질 가능성이 높은 상태를 의미한다. 노쇠는 불가피하게 찾아오는 노화의 일부가 아니기 때문에, 이를 예방하거나 늦추기 위해서는 신체적·인지적·사회적·심리적 기능과 구강 기능까지 고려한 다각적인 접근이 필요하다.

 노쇠를 가속화하는 3가지 주요 요인은 신체 활동량 감소로 인

노쇠 사이클

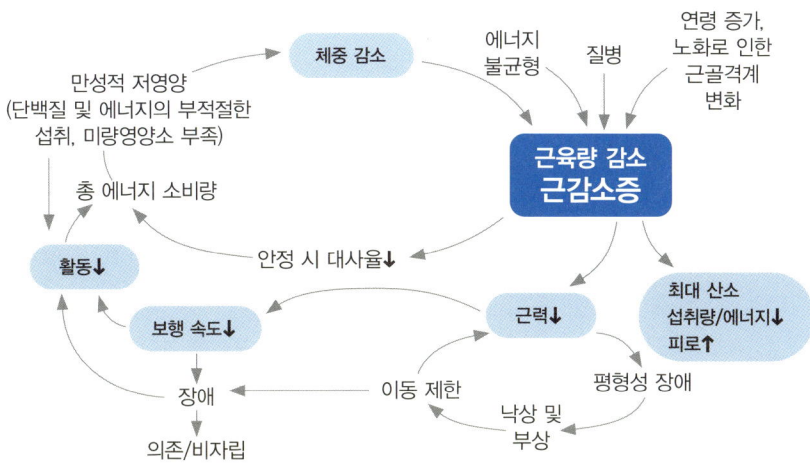

한 근력 저하, 영양 부족, 사회적 고립이다.

노쇠에는 이른바 '노쇠 사이클'이라고 하는 악순환이 숨어 있다. 근육량 감소로 근력이 줄어들면 보행 기능이 저하되고, 이로 인해 낙상의 위험이 높아진다. 이를 피하기 위해 외출을 꺼리다 보면 조금만 움직여도 쉽게 피로를 느끼게 된다. 외출이 줄면 사회 활동과 사회 참여 횟수도 감소하고, 혼자 집에서 보내는 시간이 늘어나면서 우울증이나 인지기능 저하가 심해질 수 있다. 또한 식욕이 떨어져 섭취하는 음식의 종류와 식사량이 줄며, 편식이 심해지면서 부드러운 음식만 찾게 된다. 이런 상황이 이어지면 근력과 보행 기능이 더 약화되면서 노쇠 상태가 심해지는 악순환이 반복된다. 이를 끊고 선순환으로 바꾸기 위해 가장 먼저

해야 할 일은 근육량을 늘려 근력을 향상시키는 것이다. 다만 최근에는 노쇠를 단순히 신체적 문제로만 보지 않고, 여러 각도에서 해결책을 종합적으로 모색하고 있다.

신체적 노쇠, 사회적 노쇠, 인지적 노쇠

신체적 노쇠는 근력 저하, 보행 속도 저하, 피로감, 신체 활동 감소, 체중 감소 등을 바탕으로 진단할 수 있다. 가벼운 집안일이나 장보기 같은 일상적인 활동과 집 근처 산책조차 어려워지며, 집에서 누워 지내는 시간이 많아지면 신체적 노쇠를 의심해야 한다.

사회적 노쇠는 고립감과 사회적 단절로 인한 고독감이 특징이다. 이는 정서적 우울이나 수면 장애로 이어질 수 있다. 지난해보다 외출 횟수가 줄어들고, 찾아오거나 대화할 만한 친구가 없으며, 혼자 사는 경우라면 사회적 노쇠의 위험이 높아진다.

노쇠의 또 다른 문제는 인지기능 저하와의 관련성이다. 노쇠는 알츠하이머 치매 위험을 1.28배, 뇌혈관성 치매 위험을 2.70배 높인다. 신체적 노쇠에 경도인지기능 저하가 겹치면 이를 '인지적 노쇠'라고 한다. 인지적 노쇠는 유병률은 낮지만, 병에 걸린 사람은 도구적 일상생활기능 장애율이 높고, 낙상률도 48%에 달한다. 인지적 노쇠를 촉진하는 요인으로는 연령 증가, 낙상 경험, 만성질환 보유 등이 있으며, 의자에서 일어나 3m를 걷고

인지적 노쇠의 특징

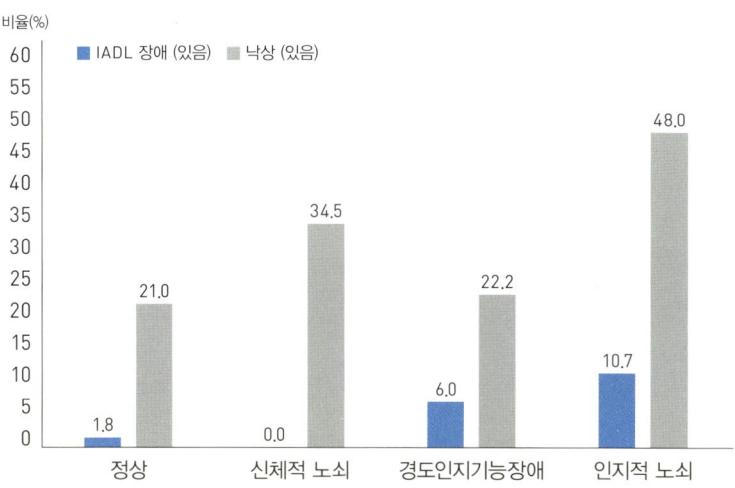

인지적 노쇠는 일상생활기능 장애와 낙상률을 높인다.

방향을 바꿔 다시 앉는 데 걸리는 시간이 길다면 인지적 노쇠를 의심해볼 수 있다. 반대로 노쇠의 예방 조건으로는 하퇴삼두근 둘레가 굵거나 식욕이 좋은 경우다.

또한 인지적 노쇠 환자의 낙상을 촉진하는 요인으로는 연령 증가, 입원 경험, 보청기 사용, 만성질환 등이 있으며, 앞서 언급한 보행 검사에서 시간이 오래 걸리는 경우에도 낙상 위험이 높아졌다. 인지적 노쇠 환자의 낙상을 예방하는 조건으로는 식욕이 꼽혔다.

입은 식사, 호흡, 대화 등을 비롯해 여러 중요한 기능을 담당하는 기관이다. 대표적 기능으로는 감각 기능(촉각, 온각, 통각, 압각, 미각 등), 운동 기능(섭식, 저작, 연하, 호흡, 발성, 표정 등), 분비 기능(타액, 효소, 호르몬 등), 정신·심리 기능(식욕, 삶의 질, 보람, 만족감 등)이 있다. 따라서 구강 기능을 잘 유지하는 것만으로도 삶의 보람과 만족감은 높아진다. 구강 노쇠는 씹기, 삼키기, 말하기 등 구강 기능이 나이와 관리 부족으로 쇠퇴하는 데서 비롯된다.

구강 노쇠가 진행되면 식사 중 입밖으로 음식물이 흐르거나 목에 잘 걸리고, 딱딱한 음식을 씹기 어려워지며 발음이 나빠지고, 입안이 건조해지는 증상이 나타난다. 저작력이 떨어지면 단단한 음식을 피하고 부드러운 음식만 먹게 되는데, 이는 저작에 필요한 근력을 더욱 약화시킨다. 저작력이나 혀의 움직임이 나빠지면 식생활에 지장이 생기고, 발음이 나빠지면서 사회적 교류가 줄어들 수 있다. 그 결과 구강 노쇠는 신체적 노쇠 위험을 2.41배, 근감소증 위험을 2.13배, 일상생활기능장애 위험을 2.35배, 사망 위험을 2.09배 높인다. 또한 저영양 상태가 될 위험 역시 2.17배나 증가한다.

노쇠를 진단하는 방법

노쇠를 평가하는 방법은 매우 다양하다. 그중에서도 노쇠를 객관적으로 정의하고 평가하기 위한 방법으로는 크게 2001년

노쇠의 표현형 진단법

진단 항목	노쇠 평가 질문(간단한 버전)
체중 감소	– 지난 6개월 동안 체중이 2 kg 이상 감소했는가? 예(1), 아니오(0)
피로	– 지난 2주간 원인 모를 피로를 느꼈는가? 예(1), 아니오(0)
활동량 감소	– 건강을 위해서 중간 강도의 신체 활동이나 스포츠를 실시하고 있는가? – 건강을 위해서 약한 신체 운동을 실시하고 있는가? 2가지 모두 실시하지 않음(1), 그 외(0)
보행 속도 저하	보행 속도 < 1.0m/s
근력 저하	악력: 남성 < 28 kg 여성 < 18 kg

미국의 공중보건학자인 린다 프리드(Linda Fried)가 제시한 '노쇠 표현형(phenotype of frailty)', 그리고 케네스 록우드(Kenneth Rockwood)와 아널드 미트니츠키(Arnold Mitnitski)가 제안한 '노쇠 지수(Frailty Index)'에 기반한 진단 방법으로 나뉜다.

노쇠 표현형은 5가지 항목(체중 감소, 피로, 활동량 감소, 보행 속도 저하, 신체 활동 감소) 중 3가지 이상이 해당되면 '노쇠', 1~2가지만 해당되면 '노쇠 전단계'로 분류한다. 이 진단법은 신체 기능에 초점을 맞춘 신체적 노쇠를 평가하는 기준이다.

노쇠 지수는 진단 항목에서 나타나는 결함의 수를 합산한 뒤, 이를 전체 결함 수로 나누어 계산한다. 예를 들어, 총 기준 항목 70개 가운데 어떤 사람에게서 20개의 결함이 발견된다면, 노쇠 지수는 20/70, 즉 0.29가 된다. 값이 1에 가까울수록 노쇠 정도가 심하다고 판단한다.

2014년 5월 일본 노년의학회에서는 "노쇠는 단순히 신체적인 문제에 그치지 않고, 인지기능 저하나 우울증 같은 정신·심리적 문제, 독거와 경제적 어려움 같은 사회적 문제까지 포함하는 개념"이라고 정의하며, 사회적 측면을 특히 강조했다. 이처럼 사회생활이 단절되고 타인과의 대화가 줄어드는 '사회적 노쇠'는 다음의 5가지 설문으로 간단히 평가해볼 수 있다.

사회적 노쇠 평가 문항
- 지난해에 비해 외출 횟수가 줄었다. (아니오 0점, 예 1점)
- 가끔 이웃이나 친구를 방문한다. (아니오 1점, 예 0점)
- 내가 가족이나 친구에게 도움이 된다고 생각한다. (아니오 1점, 예 0점)
- 혼자 산다. (아니오 0점, 예 1점)
- 매일 누군가와 대화를 한다. (아니오 1점, 예 0점)

총점이 0점이면 정상, 1점은 사회적 노쇠 전단계, 2~5점은 사회적 노쇠로 분류한다.

  신체적 노쇠와 인지장애는 밀접하게 연관되어 있지만, 엄밀히 말하면 서로 다른 개념이다. 다만 신체 기능과 인지기능은 서로 영향을 주고받으므로 기능 저하를 가속화할 수 있다. 이러한 인지적 노쇠는 신체적 노쇠 평가 5가지 항목 중에 3개 이상에 해당하고, MMSE 인지기능 검사점수가 19점 이상, 26점 이하일 경우로 정의한다. MMSE는 전문적인 해석이 필요하지만, 일상생활에서 가족이나 지인의 이름이 잘 기억나지 않거나, 잘 아는 길에서 방향을 잃거나, 대화 중 단어가 생각나지 않는 경험이 자주 있다면 인지기능이 저하되었다고 자가 진단해도 무방하다.

  또한 구강 노쇠와 관련해 2024년 4월 1일, 일본노년치과의학회는 일본노년의학회, 일본 근감소증·노쇠학회와 함께 〈구강 노쇠에 관한 3학회 공동성명〉을 발표했다. 이 성명에서는 구강 노쇠를 간단히 평가할 수 있는 '구강 노쇠 5항목'을 제시하며, 2가지 이상 해당될 경우 구강 노쇠로 판단하도록 했다.

구강 노쇠 5항목 자가 평가

- 현재 자신의 치아는 몇 개인가?
  (0~19개: 해당, 20개 이상: 해당 없음)
- 반년 전과 비교해 딱딱한 음식을 먹기 어려워졌는가?
  (예: 해당, 아니오: 해당 없음)
- 차나 국물을 마실 때 목에 걸린 적이 있는가?
  (예: 해당, 아니오: 해당 없음)
- 입이 자주 마른다고 느끼는가? (예: 해당, 아니오: 해당 없음)
- 대화 중 발음이 불분명할 때가 있는가?
  (예: 해당, 아니오: 해당 없음)

> 여기서 잠깐!
>
> - 신체적 노쇠 자가평가 점수: _____ 점
> - 사회적 노쇠 자가평가 점수: _____ 점
> - 구강 노쇠 자가평가 점수: _____ 점

노쇠를 예방하는 3대 축

노쇠는 복합적인 요인으로 다양하게 나타나며, 노년기 삶의 질을 떨어뜨릴 뿐만 아니라 심할 경우 생활기능 장애까지 동반할 수 있다. 따라서 노쇠는 초기 단계에서 알아차리고 빠르게 관리하는 것이 중요하다.

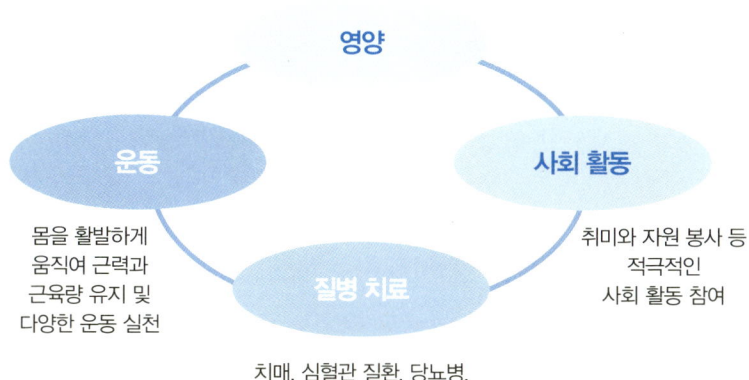

노쇠는 적절한 대처를 통해 진행을 늦추거나 회복할 수 있다. 그렇다면 일상생활에서 노쇠를 예방할 수 있는 방법은 무엇일까? 가장 중요한 3가지 조건은 지속적인 신체 활동, 균형 잡힌 영양 섭취, 그리고 적극적인 사회 참여다. 걷기와 같은 유산소 운동과 근력 운동을 꾸준히 실천하고, 동시에 취미 활동이나 모임 같은 사회 활동에 열심히 참여해 심리적 고립을 막는 것이 필요하다. 또한 단백질 섭취와 식품 다양성 향상 같은 영양 관리 역시 매우 중요하다. 다시 강조하지만, 노쇠 예방의 3대 축은 운동, 영양, 사회 활동이다.

신체적·사회적·인지적 노쇠 예방 못지않게 구강 노쇠 예방 역시 중요한데, 사람은 먹지 않고는 살 수 없으므로 구강 기능은 건강과 직결된다. 치아는 치과에서 잘 관리해야 하고, 음식을 씹고 삼키는 구강 기능을 유지·향상시키는 것이 무엇보다 중요하다. 일본 치과의사회에서는 구강 노쇠 예방을 위한 체조를 다음과 같이 제시하고 있다.

① 입·혀의 움직임을 원활하게 하는 체조

- 입 체조: 입술을 오므리며 "우~우" 하는 소리를 내고 입술을 양쪽으로 벌리며 "이~이" 하는 소리를 낸다.
- 뺨 체조: 공기나 물을 입에 넣고 힘껏 부풀린다.
- 혀 체조: 혀끝으로 한쪽 볼을 밀고 손가락으로 누르면서 저항하는 움직임을 양쪽 모두 10회 정도 반복한다.
- 파타카라 체조: "파", "타", "카", "라" 각각의 발음을 8회씩 2세트 반복한다.

② 삼키는 힘(연하 기능)을 기르는 체조

- 입 벌리기 훈련: 입을 벌리고 10초, 입을 다물고 10초를 유지한다.
- 혀 내밀고 꿀꺽 삼키기 체조: 혀를 지나치게 많이 내밀지 않는다.

- 이마 체조: 손바닥으로 이마를 누르면서 시선은 배꼽을 보는 채로 5초를 유지한다. 목이 아픈 사람이나 고혈압 환자는 피한다.
- 꿀꺽 체조: 목젖을 손가락으로 살짝 만지면서 침을 꿀꺽 삼켜 목젖이 위로 올라가는 것을 확인한다.

③ 씹는 힘(저작 기능)을 기르는 체조

- 껌 씹기: 자세를 바르게 하고 양쪽으로 균등하게 씹는다.

④ 입술·혀의 협응성을 높이는 체조

- 빠르게 단어 반복: 입을 크게 움직이면서 다음 단어를 단계별로 빠르게 반복한다.

  1단계: 바나나, 고양이, 사과, 강아지 등

  2단계: 컴퓨터, 세탁기, 출근길, 자동차 등

  3단계: 닭볶음탕, 불꽃놀이, 합격률, 생산량 등

  4단계: 단팥빵, 법학박사, 찹쌀떡, 공감각 등

⑤ 혀의 힘을 키우는 체조

- 혀 훈련: 혀를 위아래, 좌우로 움직이고 손가락을 사용해 눌러주면서 저항한다.

낙상과 골절,
와병 생활로 가는 지름길

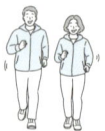

두 발로 걸어 다니는 인간에게 낙상은 피할 수 없는 일일지도 모른다. 걸음마를 배우는 아기는 수없이 넘어지면서 걷기에 익숙해지고, 이후에도 넘어질 위험은 늘 도사리고 있다. 중요한 것은 넘어지는 것 자체보다 넘어졌을 때 몸이 받는 충격이다. 초등학생이나 중고등학생은 넘어지더라도 금방 털고 일어나 약간의 통증만 느낀 다음 일상생활로 돌아간다. 그러나 방어 기능이 약해진 70~80대는 낙상의 충격으로 인한 신체적 손상이 커지면서 치명적인 결과로 이어질 수 있다.

프롤로그에서도 말한 것처럼 35년간 노화를 연구하면서 가장 많은 시간을 들인 분야가 바로 낙상 골절 예방이다. 과학적 근거에 기반한 낙상 예방 프로그램 개발을 시작으로 낙상 예방 교실 운영, 지역사회 보급 활동 등을 수없이 진행해왔다. 연구 결과는 국내외 학술지에 여러 번 발표했고, 낙상 관련 서적과 DVD도 출간했으며, 여러 매체를 통해 일반 대중에게 정보를 전달하는 활동도 이어왔다.

낙상 골절 예방에 본격적으로 몰두하게 된 건 1998년, 쓰쿠바대학에서 도쿄노인종합연구소(현 도쿄건강장수의료센터 연구소)로 옮기면서부터였다. 당시 일본 골다공증재단으로부터 낙상 예방 프로그램 개발을 위탁받은 게 계기가 되었다. 이어 1999년부터는 도쿄도 건강장수의료센터에서 낙상 외래환자를 대상으로 한 낙상 골절 예방 교실을 운영했다. 또한 일본 NTT의 의뢰로 개호 예방을 위한 프로그램을 개발했고, 허약자를 대상으로 한 주간보호센터와 특별양로원 등에서 2년간 이 프로그램을 실시했다. 이는 한국에도 적용할 수 있을 만큼 의미 있는 사례다.

이 장에서는 지난 30년간의 연구 경험을 통해 직접 확인한, 간단하면서도 효과적인 낙상 예방 방법들을 소개한다. 이를 꼭 실천해서 일상생활에서 넘어지지 않고, 건강하고 활기찬 노년을 살아가는 데 도움이 되기를 바란다.

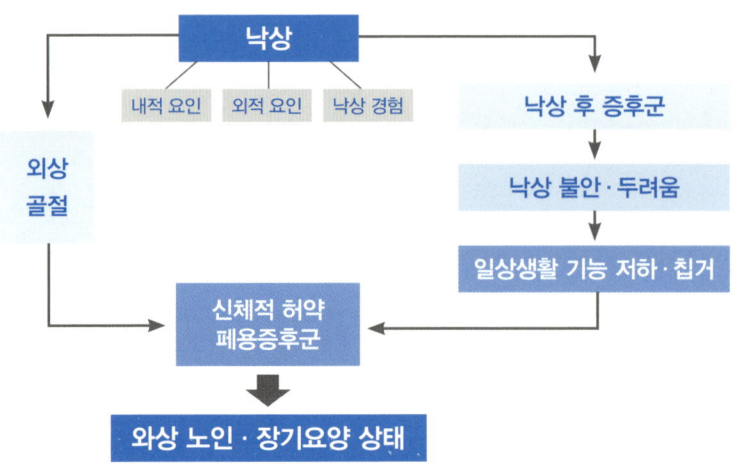

낙상의 영향

넘어짐으로써 일어나는 문제들

'넘어짐'이란 일반적으로 자신의 의지와 상관없이 무릎이나 손 등이 지면 또는 낮은 곳에 닿는 상황을 말한다. 계단이나 높은 곳에서 떨어지는 추락, 자전거 사고, 걸려 넘어짐, 미끄러져 넘어지는 경우도 모두 포함된다. 낙상은 예기치 않게 바닥이나 낮은 곳으로 떨어질 때 신체 일부가 충격을 받으며 발생한다. 이로 인해 신체적 부상뿐 아니라 심리적 문제까지 초래한다.

낙상 연구는 1940년대 영국에서 시작되어 많은 데이터가 축적되었지만, 여전히 고령자의 낙상은 건강을 위협하는 심각한 문제로 남아 있다. 특히 고령자가 낙상으로 골절이나 부상을 당하면 일상생활을 스스로 수행할 능력과 전반적인 삶의 질이 크

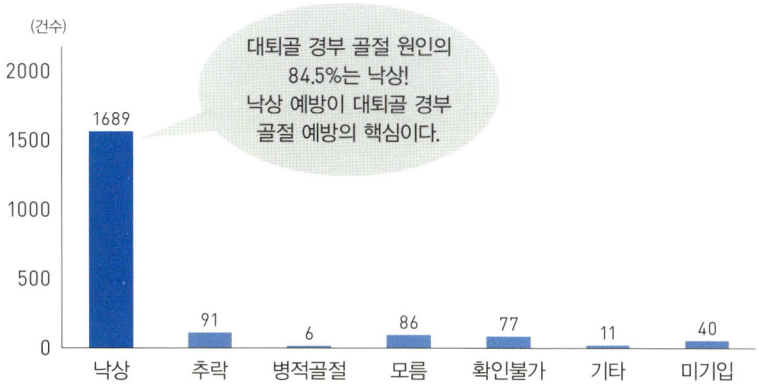

대퇴골 경부 골절 2,000건의 원인 분류

게 떨어진다.

일반적으로 고령자의 약 10~20%가 매년 한 번 이상 넘어지며, 그중 10%는 골절로 이어진다. 고령자에게 흔한 대퇴골 경부 골절의 80% 이상은 낙상으로 발생한다. 이는 수술과 입원, 장기간 재활이 필요할 수 있으며, 입원하는 기간 동안 신체 기능이 빠르게 저하되어 걷기가 어려워지거나 지팡이와 같은 보조 기구의 도움이 필요한 경우도 생긴다. 경우에 따라서는 뇌혈관 질환, 인지기능 저하, 고혈압 등의 합병증까지 동반된다.

설령 운 좋게 골절이나 큰 부상을 입지 않았더라도 낙상 이후 이동에 대한 자신감을 잃어버리는 '낙상후증후군(Post-fall Syndrome)'으로 이어지기 쉽다. 그 결과 생활 기능이 떨어지고 외출을 기피하게 되며, 야외 활동 횟수가 줄어들어 근력과 보행 기능이 빠르게 약화되어 장애가 발생할 수 있다.

우리 연구소에서 실시한 조사 데이터에 따르면, 허약자의 80% 이상이 낙상에 대한 두려움이나 불안을 가지고 있으며, 이들 중 60% 이상이 실제로 활동을 제한하고 있었다. 이들의 공통된 특징은 근력 저하, 균형 감각 약화, 일상생활 동작 수행의 어려움이었다.

노인들이 유독 자주 넘어지는 이유

넘어짐의 원인이나 위험인자는 여러 가지가 복합적으로 작용한다. 특히 고령자의 경우, 노화로 인한 신체 기능 저하뿐 아니라 만성질환, 복용 중인 약물, 주거 및 생활환경 등 다양한 요인이 얽혀 있다. 크게 나누면 신체적 요인(내적 요인)과 생활환경 요인(외적 요인)으로 구분할 수 있으며 보다 구체적으로는 다음과 같다.

① 연령과 성별

나이가 많을수록, 또 남성보다 여성에게서 넘어짐이 더 자주 발생하는 경향이 있다.

- 65~69세: 남성 13.7%, 여성 29.9%
- 70~74세: 남성 17.7%, 여성 34.7%

- 75~79세: 남성 22.6%, 여성 36.5%
- 80세 이상: 남성 33.0%, 여성 43.6%

연령이 올라갈수록 골절 발생률도 함께 증가한다.

② 시설 입소

건강한 노인보다 시설 입소자에게서 넘어짐이 훨씬 많이 발생한다(35.0~61.0%). 사고 가운데 63%는 아침 7시~저녁 7시 사이에 발생하며, 가장 많이 발생하는 시간대는 오후 1시~4시 사이다. 따라서 이 시간대에는 넘어지지 않도록 특히 조심해야 한다. 노년내과 병동에서는 병실(51.3%), 복도(33.6%), 화장실(12.4%)에서 많이 발생한다. 병실 안에서도 침대를 오르내릴 때가 37.2%로 가장 발생률이 높다.

③ 외래 환자의 특성

도쿄도 건강장수의료센터 노인병원 외래 환자를 조사한 결과 환자의 70.7%가 넘어짐 경험이 있었다. 이 가운데 1회가 44.8%, 2회 이상이 55.2%가량이었다. 넘어짐 원인으로는 걸림(44.8%), 미끄러짐(17.2%), 현기증(10.3%), 부딪힘(6.9%), 발 헛디딤(6.9%), 장애물(3.4%), 기타(10.3%) 순으로 나타났다. 넘어짐으로 인한 부상은 타박상(34.5%), 경상(17.2%), 골절(20.7%)

등이었으며, 넘어짐에 대한 두려움으로 활동을 제한하는 경우도 34.3%에 달했다.

④ 만성질환과 복약

고령자는 특별한 외부 자극 없이 가만히 서 있을 때에도 넘어질 수 있다. 그 배경에는 순환기 질환, 신경계 질환, 운동기 질환뿐 아니라 기립성저혈압, 하지관절염, 만성 류머티스 관절염 등 근골격계 질환 등으로 인한 통증, 관절 가동 범위 제한 인지기능 저하, 편마비 등이 있다. 질환별로 낙상 위험도는 파킨슨병이 37~68%로 가장 높았고, 알츠하이머 치매가 30~40%, 뇌졸중이 20~40%, 인지적 노쇠가 48%인 것으로 나타났다. 시력 역시 몸의 움직임을 제어하는 데 중요한 역할을 담당하므로 백내장, 당뇨망막증, 녹내장, 잘못된 안경 도수도 넘어질 위험성을 높인다.

복약 측면에서는 진정제, 수면제, 항우울제, 항정신약 등이 평형성 장애를 일으키기 쉽고, 혈압약은 기립성저혈압을, 혈당강하제는 저혈당을 유발해 넘어질 위험성을 높였다. 또한 복약 개수에 따른 영향으로는 먹는 약이 없으면 넘어짐 위험이 약 3%로 가장 낮았고, 1~2종류일 때는 14%, 3~4종류일 때는 19%, 5종류 이상일 때는 41%로 급격히 높아졌다. 즉, 여러 약을 복용하는 것은 넘어짐 위험을 크게 높이는 요인이 되므로 특별히 주의해야 한다.

⑤ 넘어진 경험

과거에 넘어졌던 경험은 이후 넘어짐을 예측하는 강력한 지표다. 내가 근무했던 연구소에서 진행한 장기 추적 조사에서도 '과거 넘어짐 경험'이 2회 이상 반복된 경우, 넘어짐 위험도를 3.8배 높이는 것으로 확인되었다. 따라서 자주 넘어지는 사람이라면 특별 관리가 필요하다.

⑥ 신체 기능 관련 요인

특별한 질환이 없어도 연령 증가에 따라 반응 속도의 둔화, 근력 저하, 평형성 저하, 일상생활기능 저하, 감각(시청각, 심부지각 등) 장애, 보행 기능 저하 등 기능 쇠퇴에 따라 넘어짐 위험성이 높아진다. 낙상 요인을 종합적으로 분석한 연구에 따르면 넘어짐 위험도는 근력 저하 4.4배, 보행 저하 2.9배, 평형성 저하 2.9배순으로 높았다. 하지만 나이에 따른 신체 기능의 저하는 훈련과 운동으로 예방할 수 있다. 즉, 신체 기능은 '개선할 수 있는 요인'이라는 점이 핵심이다.

⑦ 환경적 요인

넘어짐을 예방하기 위해서는 주거 환경 역시 매우 중요하다. 고령자가 부상을 당한 장소를 보면 집이 61%로 가장 높았고, 도로·역이 29%, 기타가 10%로 나타났다.

집 안에서는 1~2cm의 낮은 단차에서도 사고가 발생한다. 정리되지 않은 전기 코드, 바닥에 흩어진 종이나 박스, 미끄러지기 쉬운 바닥 재질, 헐렁한 슬리퍼 등도 위험 요인이다. 문제는 고령자 스스로 집 안에 있는 이러한 위험을 자각하지 못하는 경우가 많기 때문에 주의가 필요하다.

바깥 환경에서도 넘어짐을 유발하는 요소는 다양하다. 울퉁불퉁한 도로, 보도 단차, 빗물 웅덩이, 계단 등이 대표적인 위험 요인이다. 특히 신체 기능이 저하된 노인들에게 계단에서의 사고는 치명적일 수 있다. 따라서 마지막 단을 다 내려올 때까지 주의가 필요하다.

지금까지 살펴본 것처럼 넘어짐을 유발하는 위험 인자는 다양하지만, 크게 3가지 특성으로 분류할 수 있다. 먼저 넘어짐과 관련이 있지만 개선이 불가능한 요인은 연령과 성별(여성)이다. 개선은 가능하지만 시간이 걸리는 요인은 만성질환과 관련된 요인으로 뇌졸중 후유증, 시력 및 청력 저하, 파킨슨병, 인지기능 저하 등이다. 마지막으로 개선 가능성이 높은 요인은 주변 환경 정리, 신체 기능 향상 등이 포함된다.

다음은 낙상 위험도를 알 수 있는 간단한 체크법이다. 2개 이상 해당된다면 낙상 위험이 높다고 할 수 있으므로 적극적으로 예방에 힘써야 한다.

낙상 위험도 자가 진단
- 1년 이내에 넘어진 경험이 있다.
- 넘어짐에 대한 두려움이나 불안이 있다.
- 횡단보도를 파란 신호 동안 건널 수 없다.
- 보행 중 발끝이 자주 걸린다.
- 근력이 약해졌다(악력: 남 28kg 미만, 여 18kg 미만).
- 한 발로 서기를 5초 이상 할 수 없다.

* 2개 이상 해당된다면 주의 필요.

넘어짐을 일으키는 위험인자들

넘어짐의 위험인자는 개수가 많아질수록 발생률이 비례해서 증가한다는 보고가 있을 만큼 서로 밀접하게 연관된다. 하지만 연구 결과를 보면 위험인자가 전혀 없어도 넘어짐은 약 8% 정도 발생한다. 다시 말해, 누구든 넘어짐에서 완전히 자유로울 수는 없다는 뜻이다. 위험인자 개수와의 관계는 1개일 때 19%, 2개일 때 32%, 3개일 때 60%, 4개일 때는 78%로 증가한다. 물론 여기에는 개인차가 있고, 어디까지나 1년 동안 발생할 확률이라는 점을 염두에 두어야 한다. 하지만 넘어짐 예방의 핵심은 개인이 가진 위험인자의 수를 줄이는 것이다.

이를 위한 방법으로는 복약 관리, 운동, 교육, 환경 개선, 힙 프로텍터 착용 등 여러 가지가 있다. 이 중에서 가장 효과적이고 실천하기 쉬운 것은 운동과 환경 개선이다. 특히 넘어짐과 관련된 근육을 알고, 해당 부위를 집중적으로 강화하는 근력 운동이 필수적이다. 운동이 넘어짐 예방에 효과적이라는 사실은 이미 잘 알려져 있다. 가장 유명한 연구는 1990년 4월부터 1993년 3월까지 미국 8개 지역에서 2,400명이 참가한 FICSIT(The Frailty and Injuries: Cooperative Studies of Intervention Techniques) 연구다. 이 연구 결과에 따르면 유연성, 근력, 평형성 개선 프로그램과 태극권을 활용한 평형성 향상 지도는 넘어짐 예방에 효과적인 것으로 나타났다. 다른 하나는 뉴질랜드 오타고대학에서 개발한 재택형 근력 및 밸런스 향상 프로그램으로, 개인별 특성을 고려해 가정에서도 넘어짐 예방 효과를 얻을 수 있다는 점을 강조한다.

이처럼 여러 연구들을 종합적으로 검토한 결과, 다음과 같은 사항을 염두에 두고 낙상 예방 프로그램을 개발했다. 넘어짐의 60%는 걷는 중에 발생한다. 따라서 넘어짐을 예방하기 위해서는 걷는 기능과 직접 연관된 대퇴사두근, 전경골근, 하퇴삼두근, 장요근, 둔근, 복근을 강화하는 것이 필수적이다. 또한 보행 시에는 균형 감각이 필요하므로 평형성을 향상시키는 운동도 함께 진행해야 한다.

넘어짐 원인을 분석한 데이터에 따르면 40%는 '걸려서' 발생한다. 평평한 바닥에서도 남성 24.4%, 여성 21.3%가 걸려서 넘

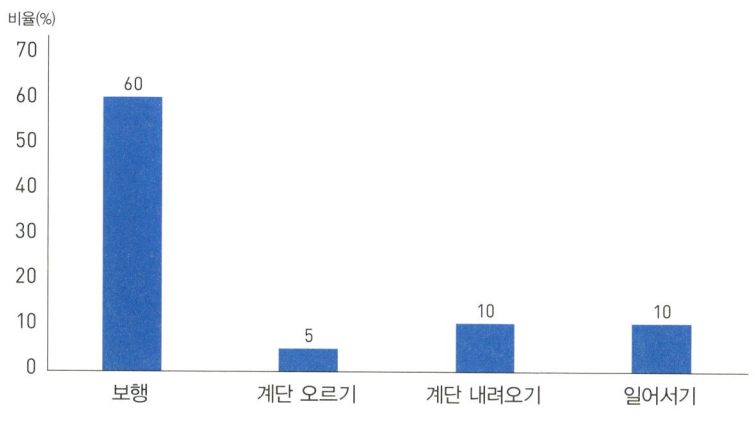

지역 거주 고령자에게 조사한 낙상 시의 동작

어졌다. 이는 걸을 때 발 앞부분이 낮게 들리기 때문에 일어난다. 즉, 발을 끌듯이 걷는 사람은 넘어질 위험이 높다는 의미다. 이 문제를 해결하기 위해서는 보행 중 발 앞쪽을 들어 올리는 역할을 담당하는 전경골근이 제대로 기능하도록 훈련하는 것이 매우 중요하다.

넘어짐으로 인한 골절 중 가장 심각한 것은 대퇴골경부 골절이다. 대퇴골경부 골절의 위험인자는 옆으로 넘어짐, 골밀도 저하, 이동 기능 장애 등이다. 이 중에서도 가장 중요한 포인트는 '옆으로 넘어짐'을 예방하는 것이다. 이를 막기 위해서는 대퇴근막장근의 강화가 필요하다.

마지막으로 넘어짐을 예방하려면 생활환경을 안전하게 정비

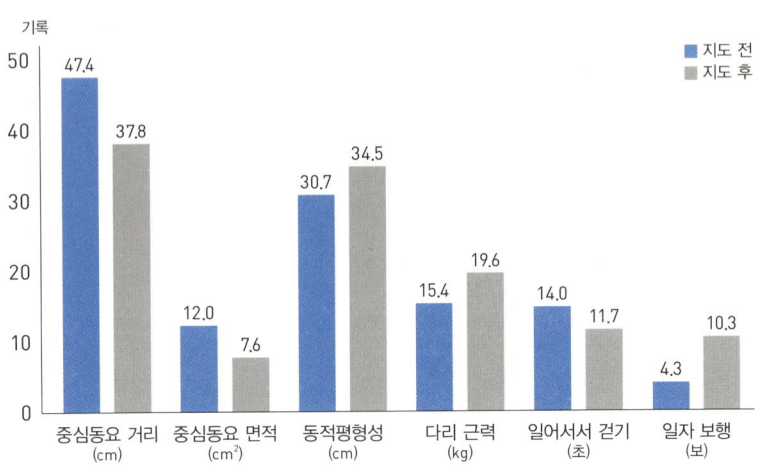

하는 것이 필수적이다. 예를 들어, 집 안에 널린 전깃줄이나 종이와 박스 등을 정리해 발에 걸릴 수 있는 물건을 없애야 한다. 화장실과 욕실, 계단에는 손잡이를 설치하고, 현관에는 앉아서 신발을 신을 수 있도록 의자를 두는 것도 좋은 방법이다.

넘어짐, 운동으로 막을 수 있다

지난 수십 년간 도쿄도 건강장수의료센터 연구소에서 개발한 낙상 예방 프로그램의 효과를 검증하기 위해 여러 계층을 대상으로 데이터를 수집·분석해왔다. 오랫동안 실시한 운동 지도 가운데 가장 효과적이었던 방법을 사례별로 일부 소개한다.

① 낙상 외래 환자

도쿄도 건강장수의료센터에서는 낙상 외래 환자 41명을 대상으로 근력 증가, 균형 능력 향상, 보행 기능 개선을 목표로 1회 60분간의 종합 프로그램을 6개월간 실시했다. 그 결과, 중심동요 거리(정적 밸런스를 평가하기 위한 측정 도구인 중심동요계의 발판 위에 발을 모아 섰을 때 1분간 몸이 전후좌우로 움직인 거리와 면적을 산출해 거리가 길면 균형 능력이 저하되었다고 평가한다)와 면적이 감소해 정적 밸런스 기능과 탄뎀 보행으로 평가한 동적 밸런스 기능이 현저하게 향상되었으며, 다리 근력 또한 뚜렷하게 증가했다.

② 지역 거주자

K시에서는 지역 거주자 53명을 대상으로 주 2회 60분간의 근력·균형·보행 기능 개선을 위한 종합 프로그램을 3개월 동안 실시했다. 그 결과, 대상자의 다리 근력이 33.4% 향상되었고, 보행 속도는 21.4% 개선, 중심동요는 21.9% 개선, 교치성(동작을 정교하고 치밀하게 수행하는 능력)은 11.1% 개선되었다. 또한 넘어짐을 두려워하지 않게 되었다는 긍정적인 평가도 있었다.

③ 시설 입소자

Y 주간보호센터 입소자 80명을 대상으로, 낙상·골절 예방 및

생활 기능 향상 운동의 효과를 검토했다. 프로그램은 1회에 약 25분간 의자에 앉아서 할 수 있는 운동으로 시작해 6주 후부터는 고무밴드와 공을 활용한 운동을 추가해 6개월간 진행했다.

그 결과, 대상자의 다리 근력은 3개월 후 30.0%, 6개월 후 22.9% 증가했다. 일본에서 간병이 필요한 상태를 등급화한 개념인 요개호 등급별로 살펴보면, 다리 근력은 모든 등급에서 전반적으로 증가했으나 균형성은 간병 등급이 낮은 그룹에서는 향상된 반면 등급이 높은 집단에서는 오히려 저하되는 경향을 보였다. 즉, 건강 상태가 매우 좋지 않은 경우에는 운동 효과가 나타나지 않았다는 뜻이다.

또한 HM 특별양호원 입소자 196명(평균 연령 79.1세)을 대상으로 근력 강화·균형 및 유연성 향상·보행 기능 개선을 목표로 한 포괄적 프로그램을 주 2회, 1회 90분간 6개월간 실시한 결과, 운동군은 다리 근력이 27.2% 증가, 보행 속도가 18.4% 개선되었다.

이들을 1년간 추적 조사하자 낙상 발생률은 운동군에서 변화가 없었지만(운동 전 18.3%, 1년 후 18.3%), 대조군에서는 유의미하게 증가했다(운동 전 19.0%, 1년 후 36.2%). 이로써 시설 입소자라 하더라도 체계적인 운동 지도가 낙상 발생률을 억제하는 데 효과적이라는 사실이 입증되었다.

④ 지역 거주 고령자

시청과 협력한 낙상 예방 교실 참가자 52명을 무작위로 운동군 28명, 대조군 24명으로 나눠 운동군에서 근력 강화 및 균형 향상 훈련을 6개월간 실시했다. 그 결과, 운동군에서는 다리 근력과 균형성이 눈에 띄게 개선되었다. 낙상을 당하는 비율을 추적 조사해보자 운동군은 실험 시작 시에는 14.3%였다가 8개월 후 13.6%, 20개월 후 13.6%로 변화가 없었지만, 대조군은 처음에는 16.7%였다가 8개월 후 40.9%, 20개월 후 54.5%로 크게 증가했다. 이로써 고령자를 대상으로 한 낙상 예방 교실의 효과와 필요성이 입증되었다.

⑤ 지역 거주자 가운데 넘어짐 경험자

앞서 언급한 것처럼 넘어진 경험이 있는 사람은 없는 사람보다 다시 넘어질 확률이 3배 높다. 그러나 이들에 대한 운동 지도의 효과는 지금까지 충분히 검증되지 않았다.

먼저 대도시에 거주하는 70세 이상 고령자 1,141명을 대상으로 종합 건강 조사를 실시한 결과, 지난 1년간 넘어진 경험이 있는 사람은 17.2%인 196명이었다. 이 중 낙상 예방 교실 참가를 희망하는 105명을 운동군 52명, 건강 교육군 53명으로 나눠서 실험을 실시했다. 운동군에는 주 2회, 1회당 60분의 근력 강화·균형 훈련, 보행 훈련을 3개월간 실시했고, 건강 교육군에는 교

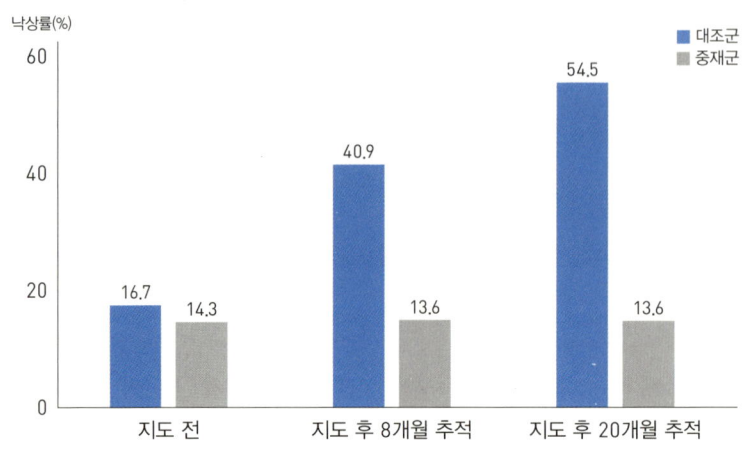

지역 거주 고령자를 대상으로 한 낙상 예방 교실의 효과(낙상률)

육 프로그램을 제공했다.

프로그램 종료 1년 후, 프로그램에 참가한 105명과 참가하지 않은 91명을 대상으로 추적 조사를 실시해 넘어짐 비율과 체력 변화를 살펴보았다. 그 결과, 1년간 넘어짐 발생률은 운동군 19.9%, 건강 교육군 40.4%, 미참가군 40.8%로 나타났다. 즉, 운동 프로그램에 참여한 사람들의 넘어짐 발생률이 현저하게 낮아진 것이다. 또한 보행 속도가 개선되었고, 무릎 펴기 능력 및 전경골근의 근력 또한 크게 향상되었다.

이 프로그램으로 넘어짐 경험자는 다시 넘어질 위험성이 높은 집단이지만, 운동을 꾸준히 하면 재발 확률이 크게 줄어든다는 것이 밝혀졌다. 그러나 넘어짐 위험성이 있는데도 운동을 하지

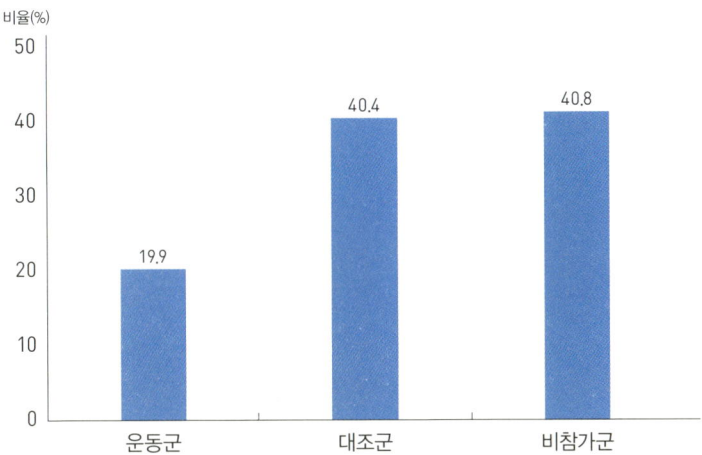

낙상 경험자를 대상으로 한 낙상 예방 교실 효과(낙상률)

않은 사람들의 경우, 골절 위험이 4.3배나 높아졌다. 따라서 넘어짐 위험성이 높으면서도 꾸준히 운동하지 않는 사람들에 대한 낙상 예방 대책 마련이 시급하다.

낙상 예방 교실에서 지도한 구체적인 운동 방법은 4파트에서 소개한다.

보행 기능 저하,
평생 두 다리로 걷는 힘

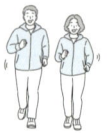

인간이 다른 동물과 구분되는 가장 큰 특징은 직립 보행을 한다는 점이다. 그러다 보니 걷기가 불가능해지면 일상생활 전반에서 온갖 불편함을 겪게 된다. 걷기는 일상적으로 수행하는 행동 같지만 무엇보다도 건강과 깊은 관련이 있다. 우리는 걷는 뒷모습만 봐도 아는 사람인지 파악할 수 있고, 잘 모르는 사람이라도 대략적인 나이 정도는 추측이 가능하다. 걷는 모습은 속도, 보폭, 상체의 좌우 흔들림, 팔 흔들기 정도, 발끝 벌림 정도, 무릎 구부림 정도 등 다양한 요소가 반영되며, 여기에는 개인차도 있지만 건강 상태와 나이의 영향도 받기 때문에 그 사람의 특징을 명확히 드러낸다.

걷는 행위는 단순히 다리 근육뿐 아니라 운동신경, 감각신경,

중추신경, 뼈, 연골과 관절, 근육이 모두 정상적으로 작동해야 가능한 복잡하고 정교한 반복 행위다.

보행 기능을 평가할 때는 가능한 한 빠르게 걷는 최대 보행 속도와 일상에서 편하게 걸을 때의 통상 보행 속도를 기준으로 삼는데 전기 고령자에서는 최대 보행 속도의 저하가 나타나면 통상 보행 속도 저하보다 생활기능 저하의 위험성이 높은 것으로 나타났다. 반면, 75세 이상의 후기 고령자에서는 최대 보행 속도 저하보다 통상 보행 속도 저하의 위험이 더 크게 나타났다. 즉, 생활을 스스로 꾸리기 위해 전기 고령자는 최대 보행 속도를, 후기 고령자는 통상 보행 속도를 유지하는 것이 중요하다는 뜻이다.

보행 기능 저하를 평가하는 기준은 연구자마다 조금씩 다르지만 나의 경우 통상 보행 속도가 0.8m/sec 미만(즉, 1초에 80cm 미만, 1분에 48m 미만인 경우)이면 보행 기능 저하자로 정의한다. 2008년, 통상 보행 속도가 0.8m/sec 이상인 75세 고령자 559명을 대상으로 조사한 뒤, 4년 후인 2012년에 이들을 추적 조사해 통상 보행 속도가 0.8m/sec 미만으로 저하된 사람들의 특성과 관련 요인을 분석했다. 그 결과 보행 기능 저하자의 발생률은 8.9%(50명)였다.

보행 기능 저하자의 특징으로는 요통, 변형성 무릎 관절염, 생활 기능 장애자의 비율이 높았으며, 정기적으로 운동하는 습관이 있는 사람의 비율과 외출 빈도는 낮았다. 또한 악력과 다리 근력이 약했고, 낙상 발생률은 보행 기능 저하자(34.0%)가 보행 기능 유지자(15.7%)보다 현저히 높았다. 그 외에도 낙상에 대한 두려움과 요실금 역시 더 많이 나타났다.

  보행 기능 저하를 촉진하는 가장 큰 요인은 나이였다. 이를 예방하는 요인으로는 운동 습관, 비타민 D 섭취, 다리 근력과 평형성 강화 등이 포함되었다. 따라서 보행 기능 저하를 막기 위해서는 평소 유산소 운동과 근력 운동을 아우르는 정기적인 운동 습관을 생활화해서 다리 근력을 유지하며, 평형 기능을 강화하는 것이 효과적이다.

운동기증후군을 막는
GOGO 80 운동

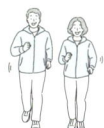

후기 고령기에 접어들면 특히 로코모티브 신드롬(Locomotive Syndrome), 즉 운동기증후군을 조심해야 한다. 운동기증후군이란 운동기의 장애나 기능 저하로 인해 보행이 어려워지거나 요양이 필요한 상황으로 발전할 위험이 높은 상태를 말한다. 한마디로 말하자면 운동기 기능 부전이다. 이 개념은 2007년에 일본의 한 정형외과에서 만든 것으로, 나이가 들면서 근력이 약해지거나 관절·척추 질환이 발생해 운동기 기능이 떨어지고, 결국 서기·걷기 같은 기본적인 이동 기능이 저하되는 상태를 가리킨다.

운동기란 뼈, 근육, 관절뿐 아니라 척수와 신경이 함께 작동해 몸을 움직이게 하는 구조를 의미한다. 우리는 평소에 무심코 몸을 움직이지만, 실제로 신체 동작은 여러 운동기가 서로 연계되어야 가능하다. 따라서 어느 한 부분에라도 이상이 생기면 정상적인 움직임이 어려워진다. 또한 이동 기능이란 일어서기, 걷기, 달리기, 앉기 등 일상생활에서 자주 쓰는 '신체 이동과 관련된 기능'을 말한다.

일본에서는 운동기증후군으로 인해 와병 또는 요양이 필요한 상태로 악화되는 것을 예방하는 데 주력하고 있다. 운동기증후군을 겪는 고령자는 생활습관병을 동반하는 경우가 많다. 운동량 부족이 생활습관병의 악화를 가져오고, 반대로 생활습관병으로 인해 줄어든 활동량 때문에 운동기증후군이 심해지는 등 서로 악영향을 미쳐 몸의 기능을 빠르게 저하시키기 때문이다. 따라서 운동기증후군을 가능한 한 빨리 발견하고 적절히 대응하는 것이 건강 수명 연장에 도움이 된다.

운동기증후군 자가 진단법

운동기증후군을 예방하기 위해서는 무엇보다 자신의 운동기 기능 저하를 스스로 알아차리고, 진행을 막기 위해 운동하는 습관을 하루빨리 들이는 것이 중요하다. 일본 정형외과학회의 공식 사이트에서는 운동기증후군 예방을 위해 뼈·근육·관절 등 운동기의 저하 여부를 확인할 수 있는 간단한 체크리스트를 제공하고 있다.

운동기증후군 자가 진단법

① 한 발로 서서 양말을 신을 수 없다. (예, 아니요)

② 집 안에서 자주 걸리거나 미끄러진다. (예, 아니요)

③ 계단을 오를 때 손잡이가 필요하다. (예, 아니요)

④ 횡단보도를 파란불 안에 건널 수 없다. (예, 아니요)

⑤ 15분 정도 쉬지 않고 계속 걸을 수 없다. (예, 아니요)

⑥ 2kg가량의 물품(우유팩 1L 2개)을 들고 걷기 힘들다. (예, 아니요)

⑦ 집 안에서 다소 힘든 일(청소기 사용, 이불 올리고 내리기)이 어렵다. (예, 아니요)

* 위 7가지 항목 중 하나라도 '예'에 해당한다면 운동기증후군 가능성이 있다.

운동기증후군 예방 운동

또한 같은 사이트에서는 운동기증후군을 예방하기 위한 트레이닝 코스도 소개하고 있다.

① 밸런스 능력 향상을 위한 한 발 서기

- **좌우 각각 1분간 실시하는 것을 1세트로 하루 3세트 실시한다.**

넘어지지 않도록 반드시 안전한 곳에서 실시하고, 바닥에 발이 닿지 않도록 한쪽 발을 들어올린 상태에서 자세를 바르게 유지한다. 부축이 필요하다면 책상이나 테이블을 잡되, 되도록 손가락만 살짝 대는 것이 좋다.

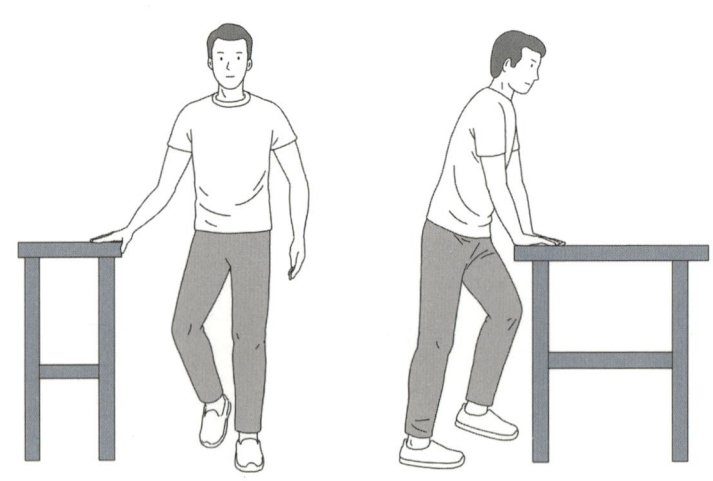

② 하지 근력 향상을 위한 스쾃

- 발을 어깨너비로 벌리고 자연스럽게 선다.

- 엉덩이를 뒤로 빼듯 천천히 2~3초 동안 무릎을 굽혔다가 편다.

- 5~6회를 1세트로 하루 3세트 실시한다.

무릎이 발끝 앞으로 나오지 않도록 주의하고, 호흡은 멈추지 않는다. 스쾃이 어려운 사람은 의자에 앉았다 일어나기로 대체한다. 여력이 있다면 횟수와 세트 수를 늘린다.

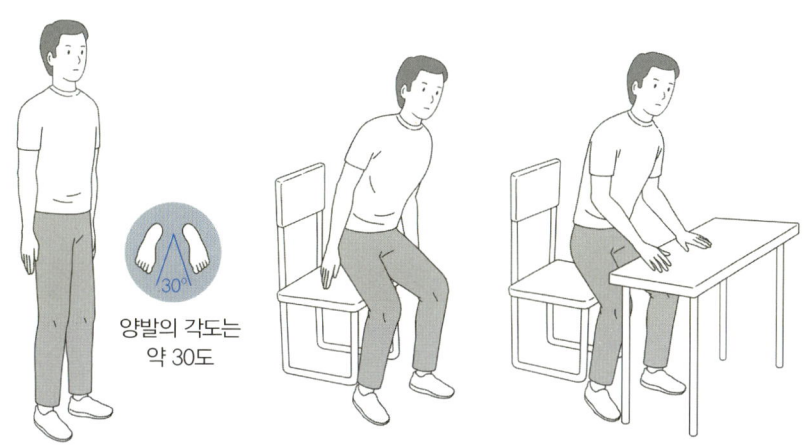

양발의 각도는 약 30도

운동기증후군 예방 운동 플러스

① 종아리 근육을 강화하는 발뒤꿈치 올리고 내리기

- 양발로 선 상태에서 발뒤꿈치를 들었다가 천천히 내린다.
- 10~20회를 1세트로 하루 2~3세트 실시한다.

벽에 손을 대고 한 발로 실시해도 좋다. 균형을 잡기 어려운 사람은 의자 등받이나 테이블을 활용한다. 발뒤꿈치를 과도하게 올리면 넘어질 수 있으니 주의하자.

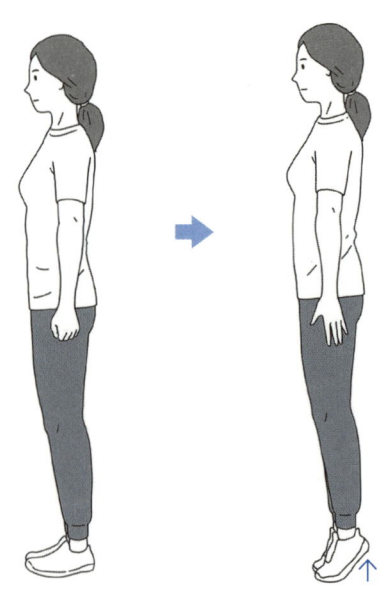

② 하체 유연성·밸런스·근력을 강화하는 프런트 런지

- 양손을 허리에 두고 양발로 선다.
- 한 발을 앞으로 내디디며 허벅지가 수평이 될 정도로 몸을 낮춘다.
- 몸을 일으키며 다시 원위치로 돌아오고, 반대쪽도 똑같이 실시한다.
- 5~10회를 1세트로, 하루 2~3세트 실시한다.

동작을 하는 동안 상체는 꼿꼿하게 바로 세우고, 발을 과도하게 내디뎌 균형을 잃지 않도록 주의하자.

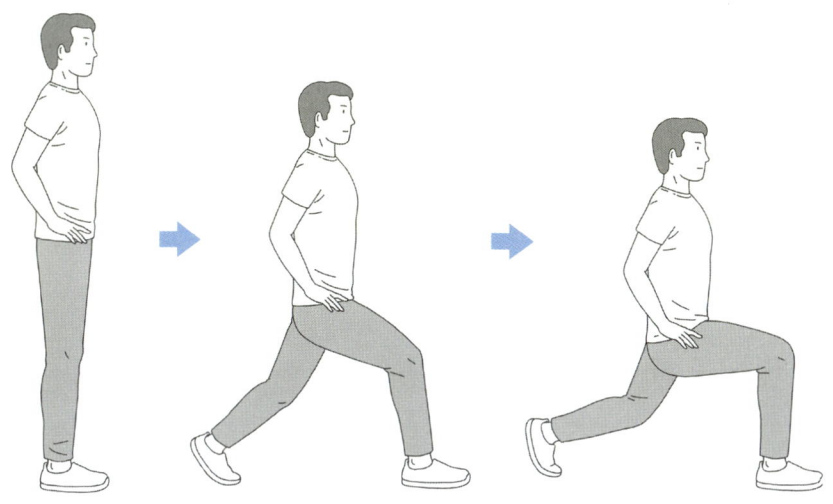

인지기능 저하,
심리적 고립과 불면증이 신호

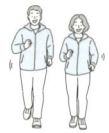

인지기능이란 지식과 정보를 효율적으로 활용해 합리적인 사고를 이끌어내고 실행하는 뇌의 핵심 기능이다. 인지기능은 인식력, 기억력, 학습 능력, 주의집중력, 판단력, 지남력, 언어 능력, 실행력 등 여러 하위 기능으로 나눌 수 있으며, 우리의 일상에서 학습, 기억, 의사소통, 문제 해결, 의사 결정과 같이 필수적인 역할을 담당한다.

인지기능은 젊을 때도 중요하지만 건강한 노화를 위해서는 계속해서 훈련하며 유지해야 한다. 인지기능은 정상적인 변화, 경도인지기능장애, 치매 단계로 구분되며, 장애 정도는 아주 경미한 경우부터 심한 경우까지 다양하다. 이 장에서는 일상생활이나 사회생활에 심각한 지장을 주는 치매보다는 인지기능 저하와 경도인지기능장애에 초점을 맞추어 예방과 개선 방법을 다룬다.

인지기능장애란 무엇일까?

인지기능장애란 기억력, 주의력, 언어 능력, 시공간 능력, 판단력 등이 저하된 상태를 의미한다. '경도인지기능장애(MCI, Mild Cognitive Impairment)'는 기억력 저하가 주된 증상이지만 다른 인지기능이 저하되기도 한다. 시공간 능력이 떨어지면 길 찾기에 어려움을 겪고, 언어 능력이 저하되면 이해력과 표현력이 떨어지며, 물체나 가까운 사람들의 이름을 잘 떠올리지 못할 때가 있다. 최근에 있었던 일을 기억하지 못해 같은 질문을 반복하거나 같은 말을 되풀이하기도 하고, 대화 중 말문이 막히는 경우도 있다. 또한 시간과 장소를 혼동하거나 판단력이 떨어지기도 한다. 그러나 이러한 증상이 있더라도 일상생활에는 대체로 큰 지장이 없으며 어느 정도 독립적인 생활도 가능하다.

인지기능을 평가하는 도구에는 여러 가지가 있는데 그중 1975년 마셜 폴스타인(Marshall Folstein)이 개발한 간이정신상태검사(MMSE, Mini-Mental State Examination)는 임상과 연구에서 가장 널리 활용되는 설문 검사법이다. MMSE는 총 30점으로 시간 지남력(5점), 장소 지남력(5점), 기억 등록(3점), 주의 집중 및 계산(5점), 기억 회상(3점), 언어력(8점), 시공간 구성(1점)으로 구성된다. 일반적으로 24점 이상은 정상, 20~23점은 경도인지

경도인지기능장애는 예방할 수 있다

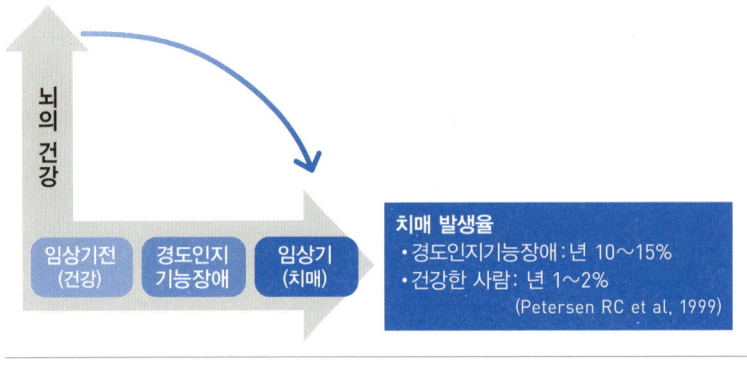

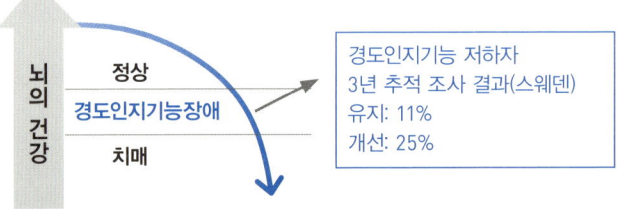

건강과 치매의 중간 단계인 경도인지기능장애는 인지기능(기억, 판단, 논리적 설명, 언어, 실행 등) 중에서 하나의 기능에 문제가 발생했지만, 일상생활에는 지장이 없는 상태를 말한다.

기능장애, 19점 이하는 치매 가능성이 높은 상태로 해석한다. 다만 연구에 따라 평가 기준은 다르게 적용되기도 한다.

경도인지기능장애는 정상 노화와 치매의 중간 단계로, 시간이 지남에 따라 알츠하이머병으로 진행될 가능성이 크다. 정상인의 경우 매년 1~2%가 치매로 진행되는 반면, 경도인지기능장애 환자는 매년 10~15%가 치매로 진행되며 약 80%가 6년 안에 치매로 이어진다고 알려져 있다. 따라서 치매 예방의 핵심은 경도인지기능장애를 조기에 발견하고 치매로 진행되지 않도록 대처하는 것이다. 75세 이상 경도인지기능 저하자 1,435명을 3년간 추적 조사한 결과, 치매로 진행된 경우가 35%, 상태가 유지된 경우가 11%, 증상이 개선된 경우가 25%로 나타났다. 관리에 따라 증상이 나아질 수도 있다는 것을 알 수 있다.

또한 란셋 위원회 보고에 따르면, 생애 전반에 걸쳐 나타나는 총 14가지 위험 요인을 관리할 경우 치매의 45%를 예방하거나 지연시킬 수 있다고 한다. 18세 이전에 교육을 받지 못했을 때 치매 발병률은 5%였으며, 18~65세 중년기에는 청력 손실(7%)과 높은 LDL 콜레스테롤 수치(7%)가 치매 발병의 가장 큰 요인으로 나타났다. 이어 우울증과 외상성 뇌 손상(각 3%), 신체 활동 부족, 당뇨병, 흡연, 고혈압(각 2%), 비만과 과음(각 1%)이 치매 위험 요인으로 보고되었으며, 전체 중년기 위험 요인은 30%였다. 65세 이후 고령기에는 사회적 고립(5%), 대기오염(3%), 시력 손상(2%)이 치매 발병의 주요 요인으로, 전체 10%를 차지했다.

따라서 치매 예방의 '골든타임'은 의외로 중년기인 셈이다. 치매를 예방하기 위해서는 각자 올바른 지식을 습득해 평소에 실천하는 것이 중요하며, 앞서 제시된 14가지 위험 요인을 참고해 식습관과 생활 습관을 개선해야 한다.

인지기능 저하를 예방하는 가장 쉬운 습관

지금부터는 인지기능 저하를 예방하기 위한 구체적인 방법을 살펴보고자 한다. 각자 자신에게 알맞은 방법을 선택해보자.

은퇴 이후의 활동과 뇌 혈류량, 인지기능 평가 점수와의 관련성을 검토한 결과에 따르면, 퇴직 후에도 규칙적으로 보행, 러닝, 체조, 자전거 타기, 스포츠, 사교댄스, 에어로빅, 사회 활동, 정원 가꾸기, 취미 활동 등을 활발히 하는 사람은 현역과 비슷한 뇌 혈류량과 인지기능 점수를 유지하는 반면, 활동을 하지 않는 사람은 이 부분이 현저히 저하된 것으로 나타났다.

도쿄도 건강장수의료센터 연구소에서는 일상생활에서 쉽게 실천할 수 있는 예방법을 몇 가지 제안하고 있다. 특히 이 방법들은 기억력과 언어 기능을 향상시키는 것이 주목적이다.

① 일기 쓰기

일기를 쓰는 습관을 가진 사람들은 의외로 많다. 일반적으로는 그날 있었던 일을 바로 기록하지만, 인지기능을 활성화하기 위해 일기를 쓸 때는 어제나 그저께의 일을 떠올리며 기록하는 것을 추천한다.

② 다양한 단어 말하기

집에서 가장 자주 앉아 있는 곳에 종이와 연필을 항상 비치해

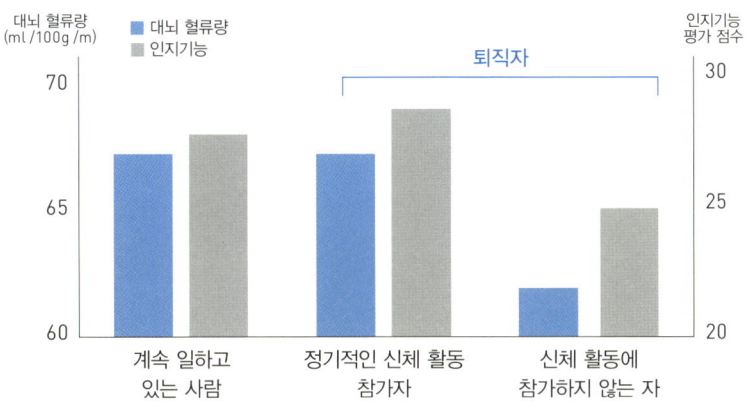

은퇴 후의 활발한 신체 활동이 인지기능에 미치는 영향

신체 활동: 보행, 러닝, 체조, 자전거 타기, 스포츠 활동, 댄싱, 에어로빅 및 취미, 정원 가꾸기, 집안일과 같은 사회 활동에 정기적으로 참가.
신체 활동의 정도: 직장 생활 계속(27명), 활발한 편(28명), 부족한 편(28명)

두자. 시간이 날 때마다 쓰는 습관을 들여야 한다. 아래에 제시하는 방법을 2주만 실천해보면 반드시 변화를 느낄 수 있을 것이다.

먼저 가능한 한 많은 단어를 적어보자. 예를 들어, 오늘은 '가'로 시작하는 단어(가을, 가로수, 가뭄 등), 내일은 '나'로 시작하는 단어(나비, 나주, 나름 등), 모레는 '다'로 시작하는 단어(다람쥐, 다슬기, 다리 등)를 쓴다. 그리고 14일 후에는 생선 이름, 15일 후에는 과일 이름을 적는 식이다.

> **여기서 잠깐!**
>
> **언어능력 자가 진단**
> '마'로 시작하는 단어를 써보자. 1분 동안 쓴 단어의 개수는 몇 개인가? _____개
>
> **자가 진단 기준:** 1분 동안 11개 이상의 단어를 쓸 수 있으면 언어 능력이 유지되고 있는 것이다. 11개 미만이라면 언어 기능이 저하되었을 가능성이 있으므로 계속해서 훈련을 이어가자.

③ 뺄셈 연습하기

숫자 뺄셈을 5번 반복한다. 예를 들어, 99에서 7을 빼고, 다시 7을 빼는 식으로 5번을 반복한다. 내일은 199에서 19 빼기를 5번 반복한다. 모레는 579에서 27 빼기를 5번 반복한다. 20일 후에는 1,780에서 23 빼기를 5번 반복한다. 이와 같은 단순한 연산을 매일 반복하다 보면 뇌 기능이 자극되어 인지기능 저하를 예방할 수 있다.

④ 단어 거꾸로 말하기

대중교통을 타고 외출할 때에는 역 이름이나 버스정류장 이름을 거꾸로 말해보는 습관을 기르자. 예를 들어, 용산역이면 '역산용', 을지로4가역이면 '역가4로지을'처럼 반복 연습하다 보면 뇌가 활성화되는 것을 스스로 느끼게 될 것이다.

잘못된 식습관도 인지기능장애를 일으킨다

식습관이나 식사 패턴, 식단을 건강하게 바꾸는 것이 인지기능 저하나 치매 예방에 효과적이라는 연구 결과는 매우 많다.

대표적으로 '히사야마 연구(Hisayama Study)'에서는 식사 패턴과 치매 발생의 관련성을 파악했다. 치매가 없는 60~79세 고령자 1,006명을 15년 후에 추적 조사한 결과, 271명이 치매로 진단되었다. 연구에 따르면 콩·대두 제품, 채소, 해조류, 우유, 유제품을 많이 섭취하고, 쌀 섭취를 줄이는 식사 패턴이 치매 발생률을 억제한다고 밝혀졌다.

식단 가운데서는 MIND 식단이 치매 예방에 효과적인 것으로 알려져 있다. MIND 식단은 Mediterranean-DASH Intervention for Neurodegenerative Delay의 약자로, 지중해식 식단과 DASH 식단의 장점을 결합해 인지기능 저하 속도를 늦추는 효과가 있는 식사법이다.

지중해식 식단은 채소, 과일, 생선, 통곡류, 견과류, 올리브유 등을 주로 섭취하는 식사법으로, 만성질환 예방, 사망률 감소, 비만인의 체중 감량에 효과가 있다. DASH(Dietary Approaches to Stop Hypertension) 식단은 고혈압 예방에 좋은 음식인 과일, 채소, 통곡류, 살코기(저지방 단백질), 저지방 유제품을 섭취하고, 기름진 고기, 전지방 유제품, 가당 음료를 피하는 것을 원칙으로 한다. MIND 점수와 인지기능 저하의 관계를 10년간 추적

한 미국의 마사 클레어 모리스(Martha Clair Morris) 박사의 연구팀에 따르면, MIND 점수가 낮은 사람보다 높은 사람에게서 인지기능 저하가 억제되는 것이 확인되었다.

나 역시 이와 관련해 치즈 섭취와 인지기능 저하의 관련성에 대해 연구한 적이 있다. 우선 치즈 섭취가 경도인지기능장애자의 뇌유래신경영양인자(BDNF)에 미치는 효과를 검증했다. BDNF는 연령이 증가할수록 감소하며, 우울증 질환자나 인지기능 저하자에서 특히 감소하는 경향이 관찰되어, 우울증이나 인지기능을 진단하는 지표로도 잘 알려져 있다. 연구에서는 70세 이상 고령 여성 689명과 MMSE 점수 23~26점에 해당하는 지원자 71명으로 실험을 실시했다. 참가자들은 무작위로 숙성 치즈 섭취군(36명)과 비숙성 치즈 섭취군(35명)으로 나누어 6개월간 하루 2조각의 치즈를 섭취하도록 지도했다. 그 결과 숙성 치즈 섭취군에서 BDNF가 6.18% 증가했다.

또한, 65세 이상 지역 거주 고령자 1,503명을 대상으로 종합조사를 실시해 치즈 섭취와 인지기능 저하의 관련성 역시 검토했다. MMSE 점수 23점 이하를 인지기능 저하로 정의하고 69명을 분류했다. 분석 결과, 치즈 섭취는 인지기능 저하를 예방할 수 있다는 것이 보고되었다.

이와 같이 식사 패턴이나 식단, 식습관은 인지기능 저하와 치매 발생을 억제하는 효과가 있다는 사실이 밝혀졌으므로 자신에게 맞는 방법을 선택해 적극적으로 실천할 것을 강력히 권장한다.

인지기능장애를 완화하는 코그니사이즈 운동

'코그니사이즈'란 인지 활동을 뜻하는 '코그니션(cognition)'과 운동을 뜻하는 '엑서사이즈(exercise)'를 합성한 말로, 일본 국립장수의료연구센터에서 고안한 운동이다. 현재 일본의 지역사회, 보건소, 노인센터, 구청, 요양원 등에 널리 보급되어 있는 대표적인 인지기능 저하 예방 프로그램이다. 이는 전신 근육을 단련하는 유산소 운동에 인지기능을 자극하는 요소를 결합해 신체 기능 향상과 인지기능 저하 예방이라는 가지 목적을 한 번에 달성할 수 있다.

① 코그니 스텝 운동

사이드 스텝 운동을 하면서, 3의 배수에서는 구령을 외치지 않고 손뼉을 친다(하나, 둘, (손뼉), 넷, 다섯, (손뼉), 일곱, 여덟, (손뼉), 열, 열하나, (손뼉)….) 이후에는 5의 배수, 7의 배수 등으로 변형해 응용한다.

1단계

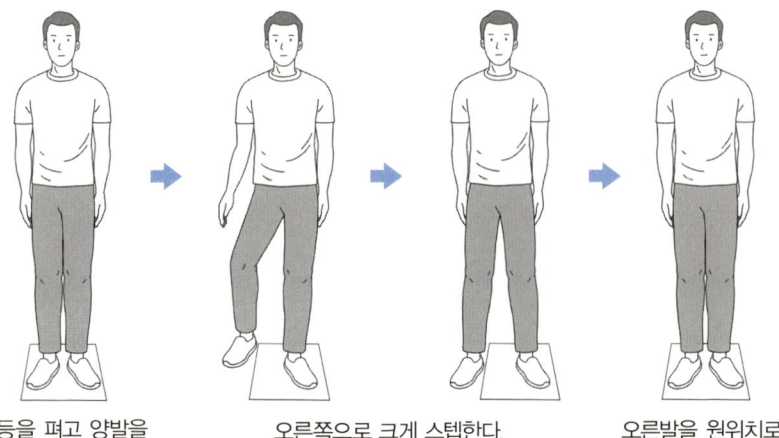

등을 펴고 양발을 모아 선다.   오른쪽으로 크게 스텝한다.   오른발을 원위치로 모은다.

2단계

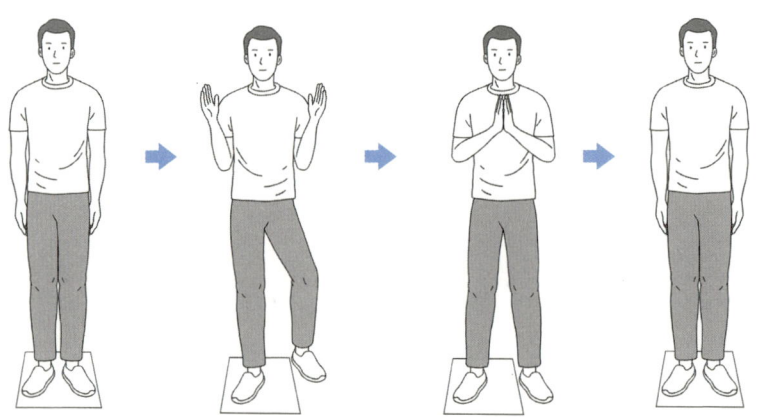

왼쪽으로 크게 스텝하면서 박수를 친다.   왼발을 원위치로 모으는 것을 1세트로 일정한 횟수를 정해놓고 실시한다.

② 코그니 워킹

평소보다 큰 걸음으로 걸으면서 100에서 7을 빼는 계산을 5회 반복한다. 예를 들어, 100 → 93 → 86 → 79 → 72 → 65와 같은 방식이다. 또 다른 방법은 걸으면서 끝말잇기를 하거나 과일 이름 말하기, 꽃 이름 말하기 등 여러 가지로 변형해 재미 요소를 더한다. 가능하다면 3~5명 정도의 그룹으로 실천한다.

③ 코그니사이즈 운동 효과

나고야 국립장수의료연구센터에서는 2011년 8월부터 2012년 2월까지 65세 이상 945명을 조사해 경도인지기능장애자 308명을 선별했다. 이들을 무작위로 복합활동군과 건강 교육군으로 나누었다. 복합활동군은 주 1회, 90분간 신체 활동과 인지 활동을 중심으로 한 다양한 활동을 40주간 실시했다. 건강 교육군은 40주 동안 3회의 건강 교육을 실시했다.

그 결과, 복합활동군에서는 MMSE 점수가 향상되고, 기억력이 개선되었으며, 이동 기능도 향상되었다. 특히 측두엽 내측부 위축이 감소하는 결과가 나타났다.

이러한 결과는 신체 활동과 인지 활동을 복합적으로 실시하는 것이 경도인지기능장애자의 기억력 및 신체 기능을 향상시키는 데 효과적임을 보여준다.

부록 걷는 모습으로 파악하는 노인성 질환

노인증후군은 보행 속도와 보행 변수만으로도 어느 정도는 예측이 가능하다. 보행 변수에는 보폭(step length, 한쪽 발뒤꿈치가 지면에 닿는 지점부터 반대쪽 발뒤꿈치가 지면에 닿는 지점까지의 거리), 보행 간격(step width, 보행 시 오른쪽과 왼쪽 발뒤꿈치 중심 사이의 거리), 발 각도(foot angle, 보행 진행 방향과 발 장축 사이의 각도), 한 걸음 폭(stride length, 한쪽 발이 지면에 닿은 지점에서 같은 발이 다시 지면에 닿는 거리), 보행 수(cadence, 단위 시간당 걸음 횟수) 등이 있다. 이와 관련해 대도시에 거주하는 70세 이상 고령 여성 870명을 대상으로 무릎 통증, 요실금, 낙상과 보행 속도 및 보행 변수와의 관련성을 연구한 적이 있다.

이 연구에서 검토한 보행 변수는 보행 속도, 피치(케이던스), 보폭, 보행 간격, 한 걸음 폭, 보행 각도, 발 각도, 걸음 수 등이었다. 무릎 통증, 요실금, 낙상을 가벼운 증상부터 중등도 이상의 증상으로 나누어 보행 변수와의 관련성을 분석했다. 지금까지의 연구에서는 낙상이나 요실금이 있는 사람은 이러한 증상이 없는 사람보다 보행 속도가 느리다는 사실이 자주 보고되었지만, 보행 변수와의 구체적인 관련성을 분석한 연구는 거의 없었다.

먼저 낙상과 보행 변수의 관련성을 보면, 낙상 여부는 일대일

보행 변수

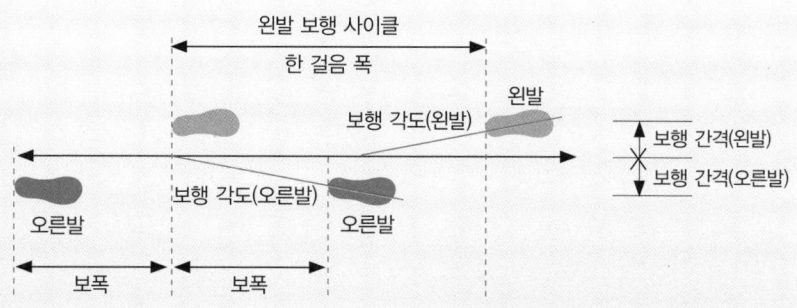

대면 면접으로 과거 1년간 넘어진 경험과 횟수를 일일이 확인해 1회 낙상과 2회 이상 낙상으로 분류했다. 그 결과, 과거 1년간 1회 낙상은 보행 속도와 관련이 있었으며, 보행 속도가 빠른 사람은 낙상이 적었다. 반면 2회 이상 낙상은 보폭이 넓을수록 줄어들었고, 보행 각도의 좌우차가 커지면 낙상이 증가하는 것으로 나타났다.

요실금에 대해서는 실금의 빈도를 ①1년에 수회, ②한 달에 1~3회, ③주 1회, ④주 2~3회, ⑤하루에 1번 이상, ⑥항상 실금이 있다 중에서 선택하도록 했다. 이를 토대로 ①, ②, ③은 가벼운 요실금, ④, ⑤, ⑥은 중등도 이상의 요실금으로 분류했다. 그 결과, 가벼운 요실금은 보행 속도가 빠른 사람에게서 억제되는 경향이 있었으며, 중등도 이상의 요실금은 보행 각도가 커지거나 좌우차가 커지면 위험성이 증가하는 것으로 나타났다.

무릎 통증이 있는 경우에는 가벼운 통증, 중등도 통증, 심한 통증 중에서 선택하게 해 가벼운 통증과 중등도 및 심한 통증을 구분했다. 분석 결과, 가벼운 통증은 보행 속도가 빠른 사람에게서 억제되는 경향이 있었으며, 중등도 이상의 통증은 보행 간격이 좁을수록 억제되었고, 보행 각도가 커질수록 위험성이 증가했다.

이러한 결과로 미루어 보행 속도와 보행 변수를 함께 검토하면 낙상과 요실금, 무릎 통증 등 여러 증상을 조기 발견하는 데 유용하게 활용할 수 있다.

> **여기서 잠깐!**
>
> **보행 변수 자가 진단**
>
> - 보행 시 보폭을 체크해보자. 보폭이 지나치게 좁지 않은가? (예, 아니오)
> - 보행 시 보행각도를 체크해보자. 발끝이 많이 벌어지지는 않았는가? (예, 아니오)
> - 보행 시 좌우 보행각도를 비교해보자. 발끝이 벌어지는 정도에 좌우 차이는 없는가? (예, 아니오)

이처럼 여러 증상과 관련 있는 보행 기능 저하는 어떻게 개선될 수 있을까?

75세 이상 고령자 1,050명을 조사해 보행 기능 저하자 321명을 선정했다. 이들 중 참여 의사를 밝힌 126명을 무작위로 4그룹

(운동+영양군 31명, 운동+플라시보군 32명, 영양군 32명, 플라시보군 31명)으로 나누어 3개월간 운동과 영양 지도를 실시하고, 보행 기능 개선 효과를 검증했다.

먼저 운동 지도는 다음과 같은 내용을 실시했다.

① 주 2회, 1회 60분, 3개월간 실시. 운동 강도는 RPE 12~14 수준.

② 운동 종류: 보행 기능과 관련된 부위(중둔근, 대둔근, 대퇴사두근, 햄스트링, 전경골근, 하체 삼두근, 장요근)를 중심으로 근력 강화, 보행 훈련, 밸런스 훈련을 실시.

③ 운동 기구: 고무밴드, 앵클 웨이트(0.5~2.0kg)를 준비해 개인별 맞춤 사용.

다음으로 영양 지도는 3개월간 유지방구막(MFGM, milk fat globule membrane)을 하루 1g씩 보충했다. MFGM의 성분은 단백질 21.5%, 지방 44.0%, 탄수화물 26.5%, 기타 8.0%이며, 아침이나 활동 전에 섭취하도록 했다.

그 결과 보행 속도는 영양군과 플라시보군에서는 개선 효과가 약했지만, 운동+영양군에서 19.6% 개선, 운동+플라시보군에서 18.6% 개선되었다. 또한 보폭과 보행 각도는 운동군에서 개선되었지만, 보행 간격은 개선되지 않았다. 이것은 보행 기능이 저하된 고령자라도 체계적인 운동 지도와 영양 지도를 병행하면 상당한 수준까지 기능이 개선될 수 있음을 의미한다.

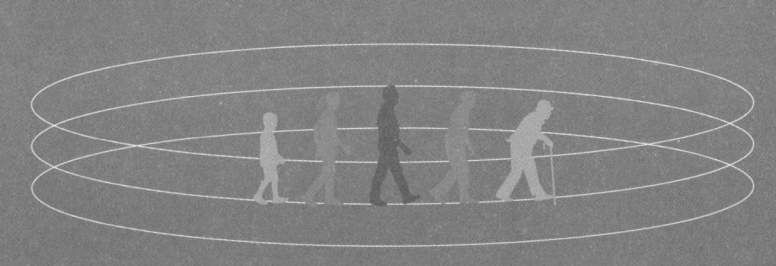

Part 3

건강수명 10년 늘리는 노후 연금 3가지

삼시세끼를 챙기듯
운동을 챙겨라

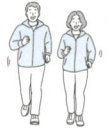

　회사를 다니다 보면 일정한 시간에 출퇴근하고, 짜인 일정에 따라 하루 생활이 정해진다. 그러다 정년퇴직을 하고 나면 몇 년 동안은 친구들과 함께 취미 생활을 즐기거나 여행을 자주 다니며, 부족했던 잠도 허리가 아플 정도로 충분히 잘 수 있다. 하지만 이러한 시간은 오래가지 못한다. 차츰 넘쳐나는 여가 시간에 대한 의욕이 줄고, 할 일도 없어지면서 남는 시간을 어떻게 보낼지 걱정하게 된다. 시간이 많아도 이를 효율적으로 활용하는 방법을 모르면, 그 소중한 시간을 의미 없이 흘려보내게 되는 것이다.
　정년퇴직 이후의 삶은 누구에게도 간섭받지 않고 마음만 먹으면 무엇이든 할 수 있는 긴 기간이다. 사람마다 시간을 사용하는 우선순위는 다르겠지만, 나는 노년의 건강자립을 위해 스스로 나만의 일터를 만들 것을 권한다. 직장에 다닐 때는 비가 오나 눈이 오나 가고 싶지 않은 날에도 매일 출근하지 않는가? 마찬가지로 '건강자립을 위한 운동'을 새로운 직장이라 생각하고 날마다 성실하게 몸을 움직이면서 신체 변화를 자각해 나간다면, 장기적인 관점에서 그 효과는 고스란히 자기 자신에게 돌아온다. 일이라고 생각하면 하기 싫고 귀찮더라도 쉽게 그만둘 수 없기에 꾸준히 지속할 수 있다. 노후 생활에 이보다 좋은 직장은 없는 셈이다.

또 한 가지는 식사와 비교해서 생각해보는 것이다. 우리는 싫든 좋든 매일 삼시세끼를 먹는다. 아무리 바빠도 식사는 삶의 기본이기에 반드시 시간을 내어 챙긴다. 그런데 왜 몸의 힘이 점점 떨어지고 있으면서도 그 힘을 보충하는 활동은 시간을 내서 하지 않는가? 이를 위한 가장 직접적인 방법은 바로 몸을 움직이는 '운동'이다. 배가 고플 때 영양을 보충하듯, 근육에 힘이 없을 때 영양을 공급하는 활동은 운동이기 때문이다. 따라서 운동은 건강한 노년을 위한 선택이 아니라 필수라는 관점에서 접근해야 한다.

운동량을 채우는
가장 쉬운 방법, 걷기

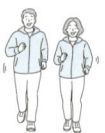

노년층이 가장 손쉽게 할 수 있는 운동은 걷기다. 걷기 운동의 효과는 이미 잘 알려져 있기에 덧붙일 말이 없을 정도다. 가장 경제적이고 효과적인 운동인 걷기를 위해 지금 당장 일어나서 밖으로 나가보자.

걷기 운동은 노년기에 특히 중요하다. 다만 낙상 예방 전문가로서 강조하자면, 단순히 걷는 것만이 아니라 넘어지지 않으면서 걷는 방법도 함께 염두에 두어야 한다. 걷기의 장점만 생각하지 말고, 2파트에서 강조한 것처럼 넘어졌을 때 생길 수 있는 부작용도 반드시 명심하자.

한 연구에서 걷기 운동을 꾸준히 한 사람들을 6년간 추적 조사한 결과, 6년 후에는 악력 11%, 배근력 25%, 심폐 기능 12%가

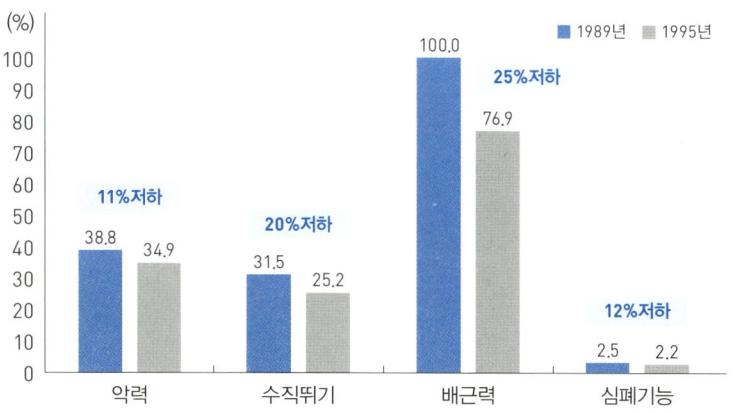

걷기만으로는 노화 예방이 되지 않는다

정기적으로 거의 같은 운동량을 유지하는 고령의 보행 실천자를 대상으로 6년간 걷기 운동 후 체력의 추이를 추적 연구한 결과(아이치현걷기협회).

감소하는 것으로 나타났다. 즉, 걷기 운동만으로는 운동량이 부족하며 근력 강화 운동을 병행하는 것이 바람직하다는 것을 의미한다.

이와 관련해 내가 일본의 한 TV 프로그램에 출연했을 때 "보폭을 10cm 넓혀서 걷자!"고 강조한 적이 있는데, 이 방법을 지역사회에도 많이 보급시켰다. 평상시 보폭보다 10cm 더 넓게 걸으면 보행 속도가 자연스럽게 빨라지고, 보행 시 근육이 더 자극되어 근력 강화 효과를 기대할 수 있다. 평소의 보폭으로 다시 돌아오려는 관성이 생기더라도 의식적으로 '보폭 +10cm'를 유지하며 걷기를 권한다.

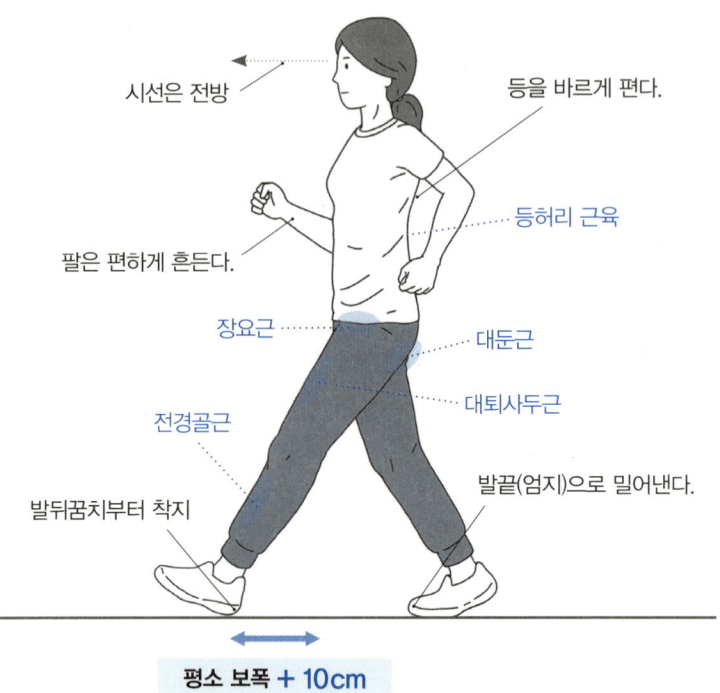

걷기의 운동 효과를 높이는 인터벌 걷기

걷기의 운동 효과를 제대로 맛보고 싶다면 인터벌 보행을 추천한다. 기본은 '보통 속도로 3분 걷기'와 '빠르게 3분 걷기'를 1세트로, 하루에 5세트(총 30분 이상)씩, 주 4일 이상, 즉 일주일에 120분 이상 실시하는 것이다.

여기서 가장 중요한 포인트는 '빠르게 걷기 3분'이다. 조금 숨이 차고 땀이 날 정도의 속도로 3분간 걸어야 한다. 대부분의 사람은 2분쯤 걸으면 피로를 느끼고 그만두고 싶다는 생각이 들지만, '1분만 더 걷자'라고 마음먹으면 비교적 수월하게 3분을 채울 수 있다. 반대로 3분 동안 빨리 걸었는데도 피로를 전혀 느끼지 못한다면 운동 강도가 부족한 것이다. 이럴 때는 보폭이 좁지는 않았는지, 속도가 충분한지 점검해봐야 한다. 연구에 따르면, 인터벌 보행은 일반적인 보행보다 최대 산소섭취량, 허벅지 근력, 혈압 개선 효과가 더 크다고 보고되었다.

> **여기서 잠깐!**
>
> **고령자의 걷기에서 자주 발생하는 낙상?**
> - 고령자의 낙상 사고 가운데 60%는 보행 중 발생한다!
> - 시설 입소자의 보행 중 낙상 사고 가운데 50%는 부상으로 이어진다!

인지기능 건강까지 한 번에 잡는 걷기 비법

걷기를 실천한다면 인지기능 자극 훈련도 병행할 것을 추천한다. 이때는 가능하다면 3~5명이 함께 실행하는 것이 좋다. 예를 들어, 걷기를 시작할 때는 A씨가 그룹 리더가 되어 가슴을 펴고 평소보다 큰 보폭으로 걸으면서 '단어 5개 말하기'를 한다. 다음으로는 B씨가 채소 이름 5개 말하기를 실시하고, 그다음은 C씨가 생선 이름 5개 말하기를 주도하는 식으로 변화를 주면서 진행한다. 다음 날은 진행 순서를 바꿔 B, C, A씨가 차례대로 진행하면 더욱 효과적이다.

헬스장에 가지 않아도 충분한 근력 운동

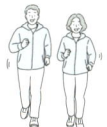

효과적인 근력 운동을 위해서는 헬스장을 이용하는 것이 가장 좋지만, 의지와 실천력만 있다면 집이나 주변에 설치된 운동기구를 잘 활용하기만 해도 근력을 효과적으로 강화할 수 있다.

노년층에게 필요한 근력 운동 방법은 사람에 따라 다르다. 건강한 사람, 낙상 위험이 있는 사람, 요실금이 있는 사람, 보행 기능 저하자, 노쇠 고령자, 인지기능 저하자 등 각자에게 맞는 운동이 따로 있으므로 정답을 정의하기는 어렵다. 그렇지만 공통적으로 적용되는 운동은 있다. 지금부터는 노년 건강자립을 위해 필요한 기본 근력 운동을 부위별로 세부적으로 설명해보겠다.

보행 기능 개선과 무릎 통증 예방: 대퇴사두근 강화

허벅지 근육에 효과적인 운동으로는 레그 익스텐션, 스쾃, 런지 등이 있다. 하지만 잘못된 자세로 실시하면 무릎에 체중이 과도하게 실려 통증을 유발할 수 있으므로 주의해야 한다.

한쪽 발 체중 싣기

① 다리를 어깨너비로 벌리고 선 다음, 허리에 손을 가볍게 올리고 무릎을 조금 굽힌다.
② 한쪽 다리에 체중을 완전히 싣고 2~3초 유지한 다음 반대편 다리로 천천히 체중을 이동하는 동작을 1~2회 실시한다.
③ 하루 2~3세트 실시하고 체중을 이동할 때 중심의 높이를 일정하게 유지한다.

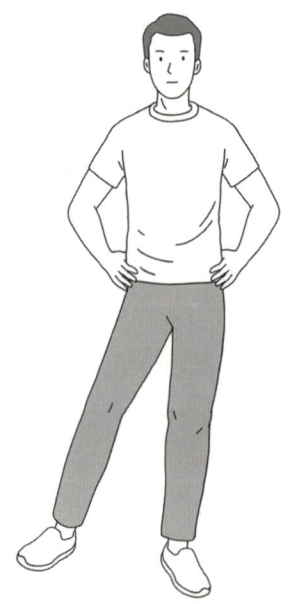

항아리 닦기 스쾃

① 발을 어깨너비보다 넓게 벌리고 선 다음 의자에 앉듯이 엉덩이를 뒤로 천천히 빼면서 무릎을 굽힌다.

② 오른손은 항아리 벽을 닦듯 바깥에서 안쪽으로 1초, 왼손도 바깥에서 안쪽으로 닦으면서 1초 움직인다.

③ 무릎을 조금 더 깊게 굽힌 다음 ②의 동작을 반복한다.

④ 반대로 무릎을 서서히 펴면서 오른손을 안쪽에서 바깥으로 1초, 왼손을 안쪽에서 바깥으로 1초 움직인다. 무릎을 조금 더 펴면서 같은 팔 동작을 반복한다.

⑤ ②~④를 2회 반복하고 2~3세트 실시한다. 운동 중에는 계속해서 호흡하고 동작이 수월하다면 횟수와 세트 수를 늘린다.

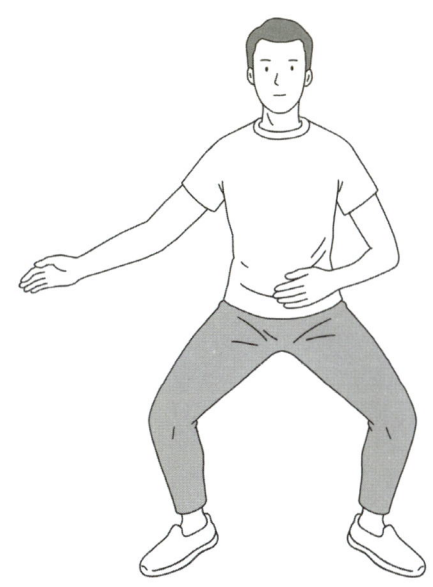

바닥에 앉아서 다리 들어 무릎 펴기

① 자연스럽게 앉아서 무릎을 굽힌다. 한쪽 다리를 들어 올리면서 발끝을 무릎 쪽으로 당겨 발뒤꿈치로 무거운 벽을 밀어내듯이 무릎을 천천히 쭉 편다.
② 발끝을 쭉 폈다가 숨을 내쉬면서 발끝을 다시 무릎 쪽으로 천천히 힘껏 당긴 다음 발끝을 펴고 무릎을 굽히는 동작을 3회 반복하고 다리를 내린다.
③ 반대 발도 같은 동작을 되풀이한다. 하루 2~3세트 실시하고 무릎을 펼 때 상체에 힘이 많이 들어가지 않게 주의한다.

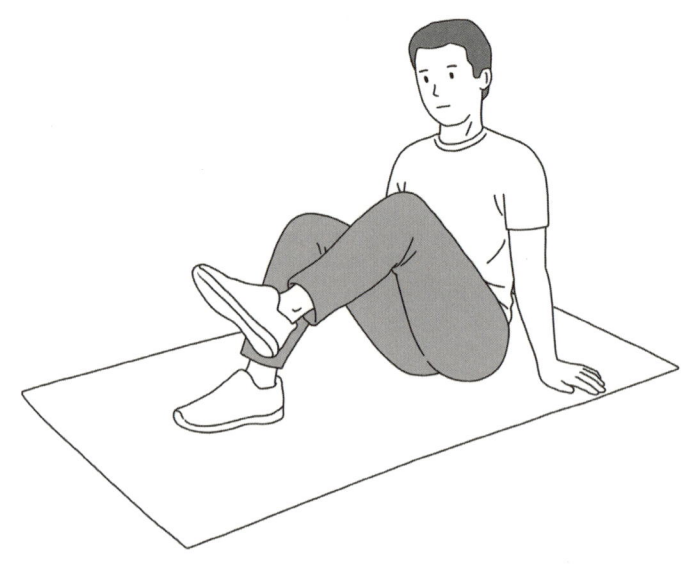

누운 자세에서 다리 들어 무릎 펴기

① 자연스럽게 누운 상태에서 무릎을 굽힌다. 한쪽 다리를 들어 올리면서 발끝을 무릎 쪽으로 당겨 발뒤꿈치로 무거운 벽을 밀어내듯이 무릎을 쭉 편다.

② 발끝을 쭉 폈다가 숨을 내쉬면서 발끝을 다시 무릎 쪽으로 천천히 힘껏 당긴 다음 발끝을 펴고 무릎을 굽히는 동작을 3회 반복하고 다리를 내린다.

③ 반대 발도 같은 동작을 되풀이한다. 하루 2~3세트 실시한다.

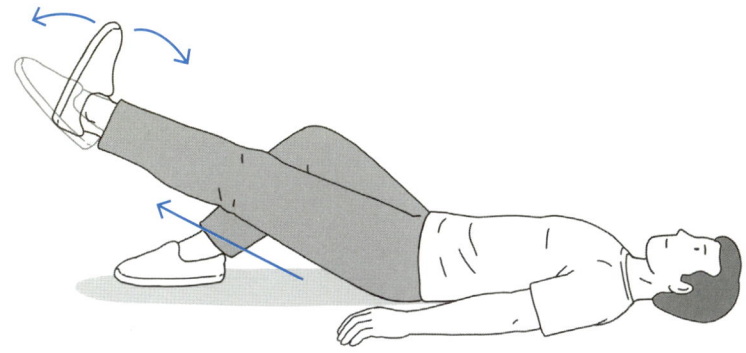

우리 몸의 순환을 책임지는 근육: 하퇴삼두근

벽에 손 대고 무릎 굽히고 펴기

① 벽에 손을 대고 발을 앞뒤로 벌려 앞발의 무릎을 조금 굽힌 상태에서 뒤에 있는 다리의 무릎을 굽힌다.

② 다시 천천히 무릎을 펴면서 체중을 실어 2~3초 정지했다가 무릎을 굽히는 동작을 6~12회 반복한다.

③ 하퇴삼두근에 부하가 걸리는 것을 느끼면서 하루 2~3세트 실시한다.

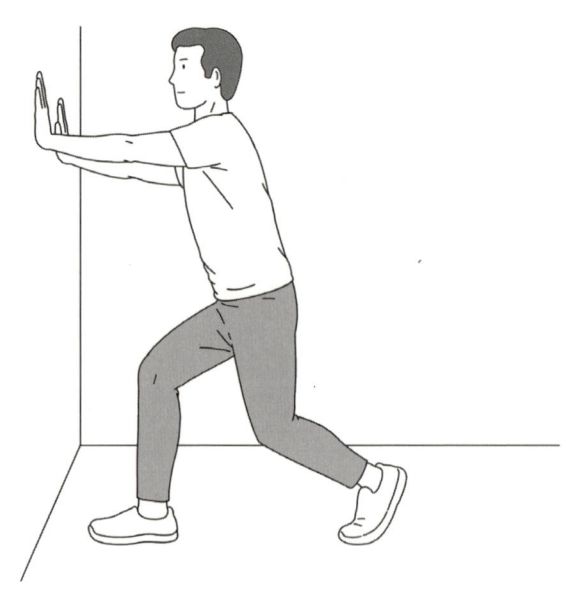

뒤꿈치 들면서 팔 내리고 체스트 프레스

① 두 발을 모아 자연스럽게 서고, 팔은 손바닥이 정면을 향하도록 해 위로 올린다. 발뒤꿈치를 들어 올림과 동시에 무거운 물건을 잡아당기듯이 팔꿈치를 굽힌다.

② 발뒤꿈치를 내리면서 무거운 물건을 밀어내듯이 팔을 앞으로 편다.

③ 다시 한번 발뒤꿈치를 들어 올리면서 무거운 물건을 잡아당기듯이 팔꿈치를 굽힌다. 발뒤꿈치를 내리면서 팔을 위로 펴는 동작까지 1세트로 6~12회 반복한다.

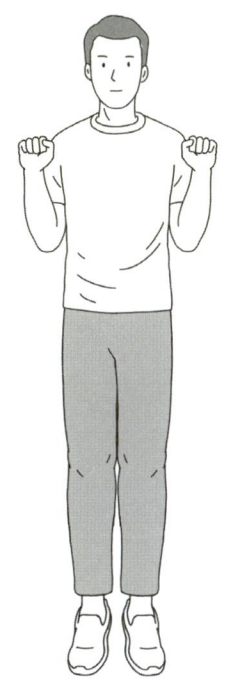

의자에 앉아서 뒤꿈치 들고 내리기

① 의자에 앉아서 다리를 모으고, 양손으로 의자 옆을 잡는다.
② 무릎 위에 2~5 kg정도의 무게를 얹어놓고 발뒤꿈치를 천천히 힘껏 들어 올렸다가 2~3초 정지한 다음 다시 천천히 내리는 동작을 6~12회 반복한다.

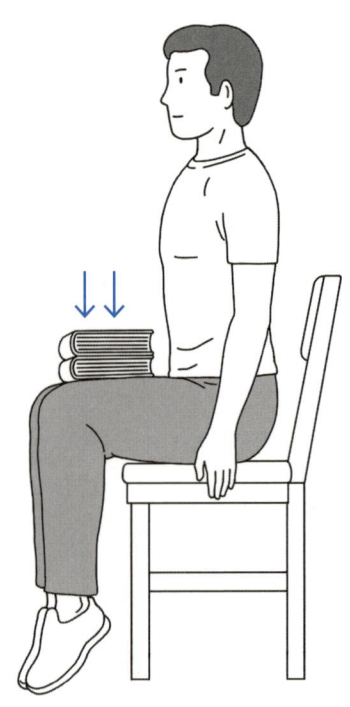

허리 통증 예방의 핵심: 장요근

양발 들어 무릎 가슴 붙이기

① 양발을 조금 벌리고 자연스럽게 의자에 앉는다.

② 숨을 내쉬면서 넓적다리를 가슴 쪽으로 높게 들어 올려 2~3초 동안 정지한 다음 내리는 동작을 3회 반복하고 발을 내린다.

③ 하루 2~3세트 실시한다.

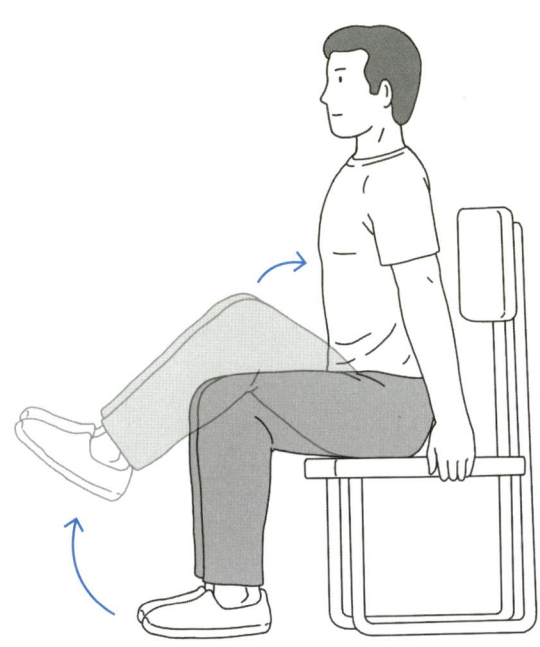

의자 등받이 손 대고 무릎 옆으로 여닫기

① 의자 등받이에 손을 대고 자연스럽게 선 다음 한쪽 발로 중심을 잡으면서 반대 발을 천천히 들어 올린다.
② 무릎을 바깥쪽으로 벌려 2~3초 정지했다가 다시 모으는 동작을 3회 반복한 다음 발을 내린다.
③ 반대 발도 같은 동작을 반복한다. 하루 2~3세트 실시한다.

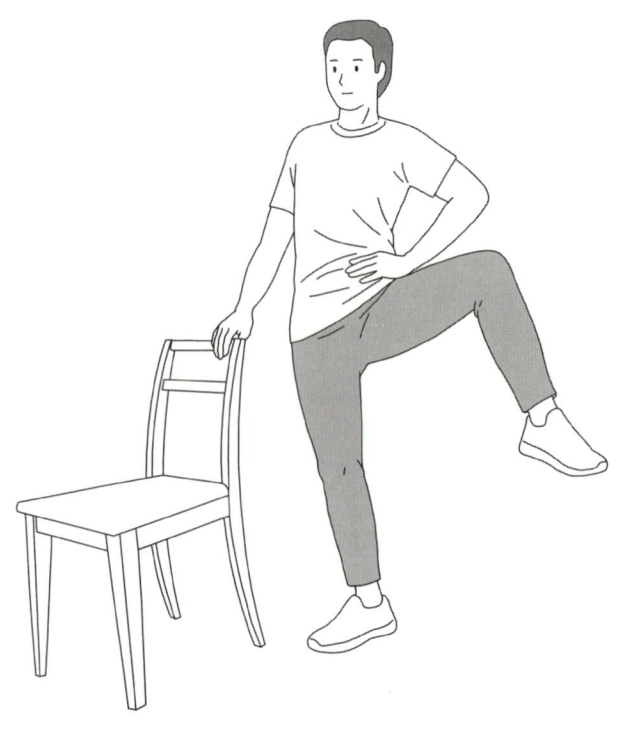

의자에 앉아서 무릎과 반대쪽 팔꿈치 부딪치기

① 발을 어깨너비 정도로 벌려 의자에 앉고 한쪽 손으로 의자 옆을 살짝 잡는다.

② 무릎을 들어 올리면서 동시에 반대쪽 팔꿈치를 내려 서로 부딪치는 동작을 6~12회 반복한다. 반대쪽 무릎과 팔꿈치도 같은 동작을 실시한다.

③ 하루 2~3세트 실시한다. 무릎과 팔꿈치를 부딪칠 때 상체는 자연스럽게 숙인다.

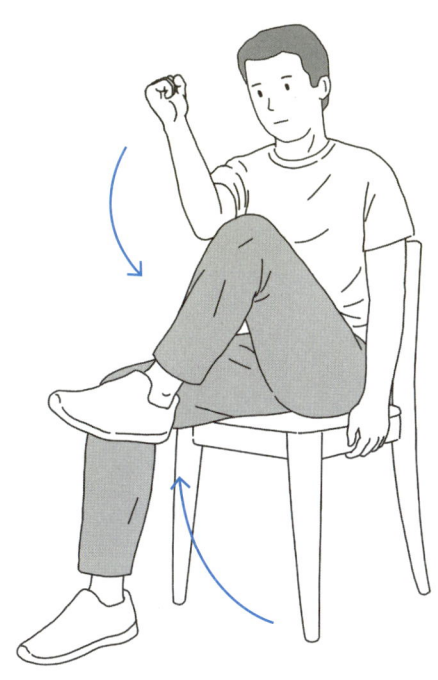

선 자세로 무릎과 반대쪽 팔꿈치 부딪치기

① 발을 어깨너비 정도로 벌리고 한쪽 손은 옆구리 근처에 댄 채로 자연스럽게 선다.

② 무릎을 들어 올리면서 동시에 반대쪽 팔꿈치를 내려 서로 부딪치는 동작을 6~12회 반복한다. 반대쪽 무릎과 팔꿈치도 같은 동작을 실시한다.

③ 하루 2~3세트 실시한다. 무릎과 팔꿈치를 부딪칠 때 상체는 자연스럽게 숙인다.

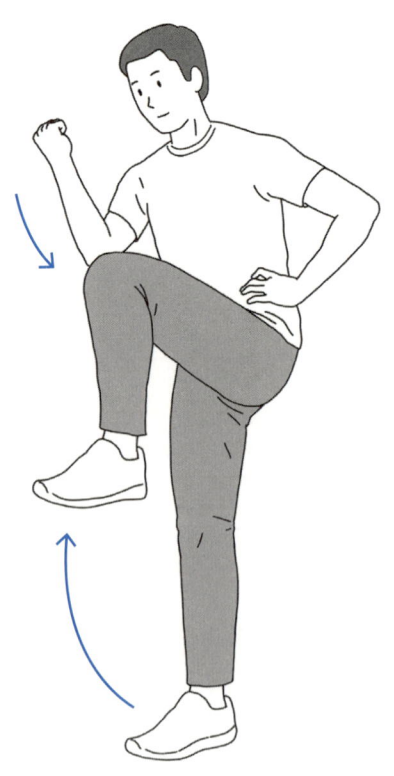

서서 활동할 수 있는 힘을 주는 근육: 척추기립근

네발 자세로 상체 뒤로 밀어 등 펴기

① 네발 자세를 취한 다음 상체를 뒤로 밀어 엉덩이와 종아리를 붙이면서 등과 어깨를 쭉 펴 2~3초 유지한다.
② 다시 네발 자세로 돌아오는 동작을 6~12회 반복하고 하루 2~3세트 실시한다.

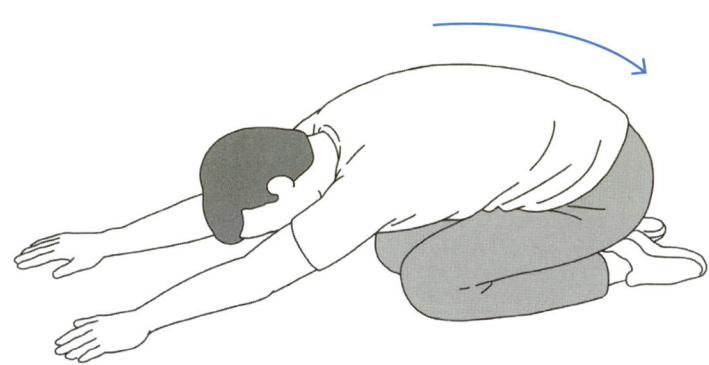

네발 자세로 다리 들어 무릎 펴기

① 네발 자세를 취한 다음 한쪽 다리를 조금 들어 올려 무릎을 쭉 펴 2~3초 유지했다가 다시 네발 자세로 돌아온다. 반대 발도 같은 동작을 반복한다.

② 한 번에 6~12회 반복하는 것을 1세트로, 하루 2~3세트 실시한다.

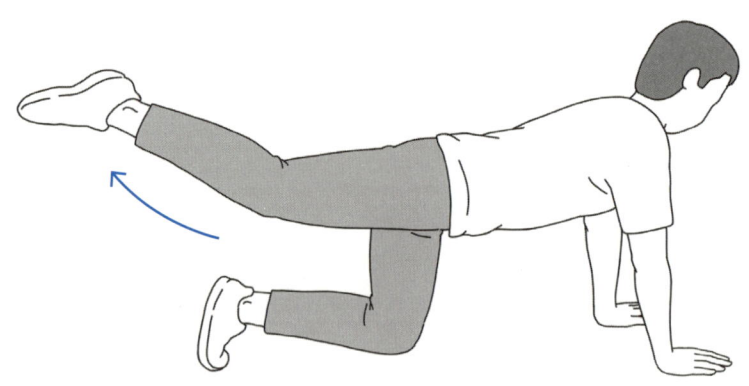

엎드려 상체 들기

① 양팔을 허벅지 옆에 대고 엎드린다. 숨을 내쉬면서 상체를 천천히 조금 들어 올려 2~3초 유지했다가 천천히 내린다.

② 이 동작을 6~12회 반복하는 것을 1세트로, 하루 2~3세트 실시한다.

② 상체를 들어 올릴 때 처음에는 낮게 들어 올리고 차츰 높게 들어 올린다. 허리 통증이 느껴지거나 허리가 약한 사람은 실시하지 않는다.

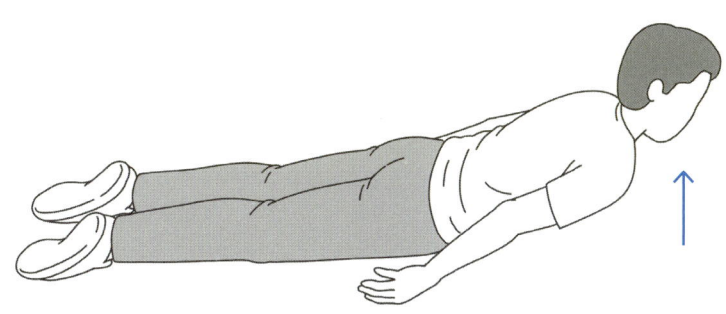

플랭크 응용

① 엎드린 상태에서 팔꿈치와 발끝으로 몸을 지탱하면서 어깨부터 허리 발목까지 일직선을 만들고 엉덩이와 허리가 처지지 않도록 유지한다.
② 오른쪽 팔꿈치와 왼쪽 다리를 동시에 들어 올렸다 내리고, 왼쪽 팔꿈치와 오른쪽 다리를 동시에 들어 올렸다 내리는 동작을 실시한다.
③ 천천히 반복 횟수를 늘린다. 운동 부하가 강하므로 요통이나 어깨 통증이 있는 사람은 실시하지 않는다.

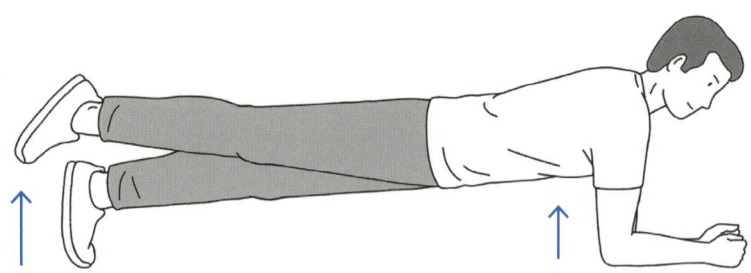

헬스장과 같은 효과를 낼 수 있는 부위별 운동

여기에서는 집에서도 헬스장 기구를 이용한 것과 같은 효과를 내는 몇 가지 운동을 소개한다. 시중에서 판매되는 고무밴드나 샤워타월, 스펀지 등의 물품을 활용하면 된다.

의자 레그 익스텐션(레그 익스텐션)

① 의자에 앉아 팔걸이나 의자 옆을 잡고 등을 곧게 편다.
② 한쪽 다리를 5~10cm 정도 가볍게 들어 발목을 약간 젖히고, 발뒤꿈치로 무거운 물건을 밀어내듯 앞으로 뻗는다.
③ 이 상태를 3~5초간 유지했다가 천천히 원위치로 돌아온다.
④ 양쪽 다리를 각각 6~12회 반복하는 것을 1세트로 하루 3~4세트 실시한다.

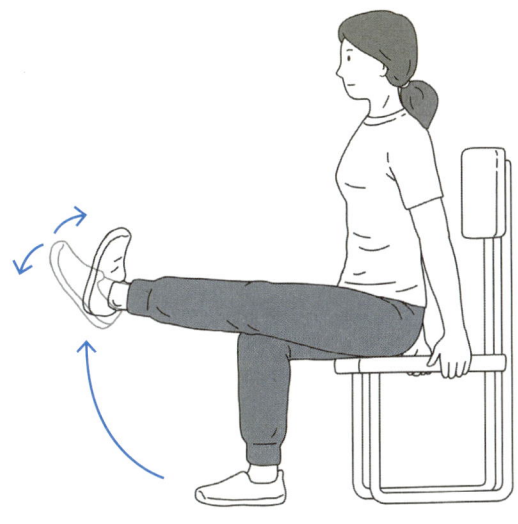

고무밴드 팔꿈치 펴고 굽히기(숄더 프레스)

① 의자에 자연스럽게 앉아 발을 어깨너비 정도로 벌린다.

② 고무밴드 한쪽을 의자 옆에 고정하고, 반대쪽 끝을 손으로 잡아 등 뒤로 넘긴다.

③ 상체를 곧게 세운 채 숨을 내쉬면서 팔꿈치를 펴고 굽히는 동작을 6~12회 반복한다. 반대쪽도 같은 방법으로 실시하고 하루 2~3세트 반복한다.

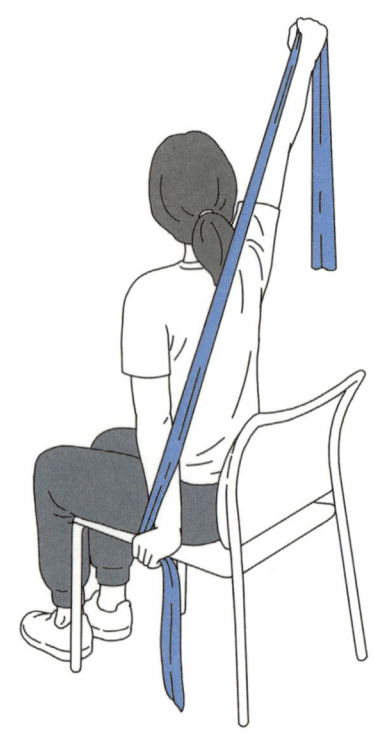

고무밴드 가슴 앞 당기기(체스트 프레스 머신)

① 의자에 앉아 가슴을 펴고, 고무밴드를 어깨 뒤쪽에 걸친 다음 팔꿈치를 굽힌다.
② 상체를 고정한 채 팔을 앞으로 곧게 뻗은 다음 다시 팔꿈치를 구부린다.
③ 6~12회 반복하고 하루 2~3세트 실시한다.

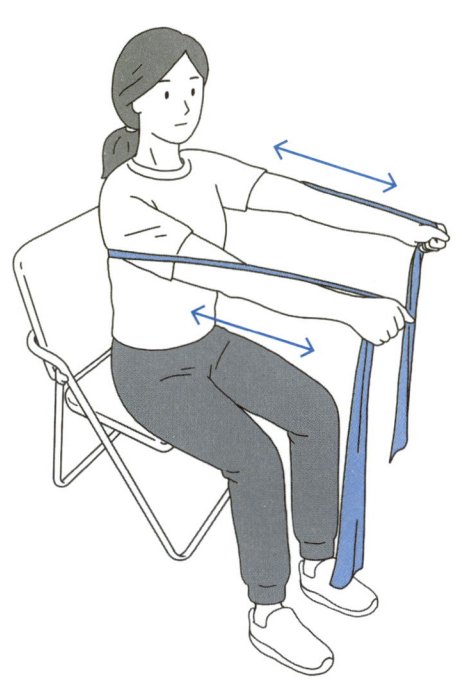

무릎 벌리고 모으기(아웃사이 머신)

① 의자 앞쪽에 앉아 고무밴드를 이중으로 꼬아 양발을 넣고 무릎 위까지 올린다.
② 발목은 모은 상태에서 무릎을 양옆으로 벌려 3~5초간 유지한 다음 다시 천천히 모은다.
③ 6~12회 반복하고 하루 2~3세트 실시한다.

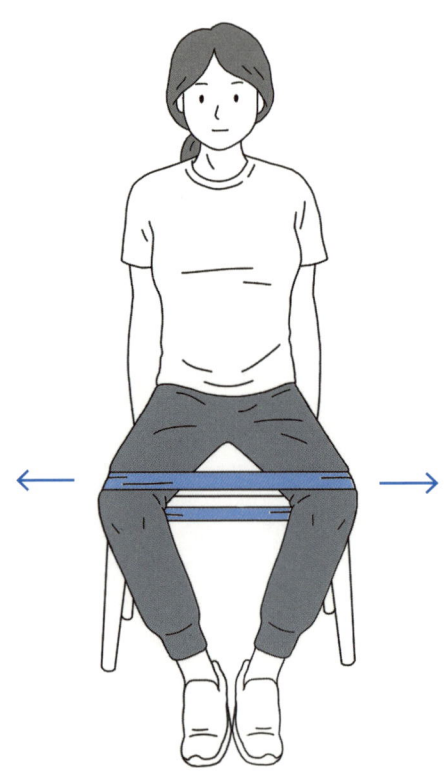

무릎 모아 조이기(인사이 머신)

① 의자 앞쪽에 앉아 스펀지 공이나 큰 타월을 양 무릎 사이에 끼운다.

② 무릎을 안쪽으로 서서히 모으며 힘껏 조이고 3~5초간 유지한 다음 힘을 푼다.

③ 6~12회 반복하고 하루 2~3세트 실시한다. 대퇴골 경부(고관절) 골절 경험자나 체력이 약한 사람은 주의한다.

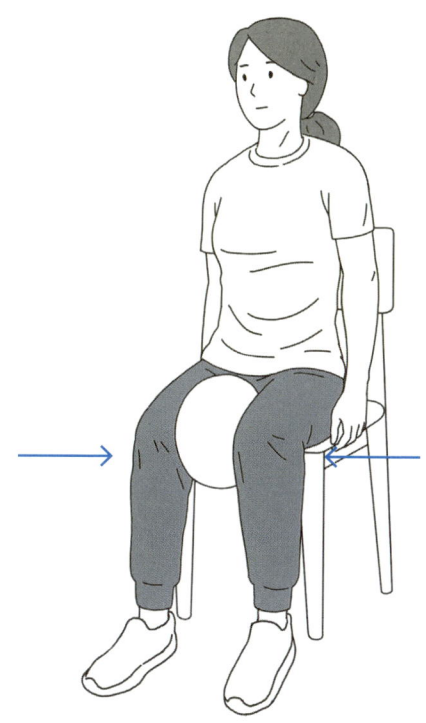

운동을 보완해주는 영양소의 모든 것

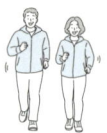

노년기 건강 유지를 위해서는 식습관도 매우 중요하다. 식습관에 관한 정보 역시 이미 시중에 넘쳐나지만 여기에서는 일반적인 식사 습관에서는 잘 다루지 않지만 노년기 식사에서 간과하지 말아야 할 부분, 바로 식욕에 대해 이야기해보자.

근육이 없으면 식욕도 사라진다

100세 이상 장수 노인들의 공통점 중 첫 번째는 왕성한 식욕이다. 실제로 100세 이상 노인들을 취재하다 보면 깜짝 놀랄 정도로 식사를 잘한다는 것을 발견하게 된다. 흔히 "식욕과 식탐은 끝이 없다"고 하는데, 더 맛있는 것을 먹고자 하는 욕구가 남아 있다는 것은 곧 건강하게 노년을 즐길 수 있다는 의미와 일맥상

통한다.

영양 섭취는 생존을 위해 꼭 필요한 행위다. 이를 지속하기 위해 사람에게는 식욕이 있고, 우리는 늘 맛있는 음식을 찾는다. 그러나 때로는 식욕이 없을 때도 있으며 특히 나이가 들면 장 기능이 떨어지면서 소화·흡수·대사 기능이 저하되고, 맛을 느끼는 감각이 둔해지며, 음식을 씹는 저작 능력도 약해져 음식 선택의 폭이 좁아진다. 또한 음식을 삼키는 연하 기능과 구강 건조도 문제다. 노년기에 입맛이 떨어지는 것은 건강과 직결되는 심각한 일이다.

그중 특히 주목해야 할 부분은 식욕 부진이다. 식욕 부진의 원인은 운동 부족, 수면 부족, 불규칙한 식사 시간, 우울감, 외로움, 사회적 고립, 스트레스 등 다양하다. 이 가운데 특히 운동 부족으로 근육이 감소하면 소비 에너지가 줄어들어 식욕이 떨어지기 쉽다. 식욕 부진은 오래될수록 영양 결핍, 체중 감소, 면역력 저하, 근력 저하로 이어져 전반적인 건강에 악영향을 미치고 더 나아가 낙상 위험도 높인다.

입맛이 떨어지는 대표적인 이유인 운동 부족을 구체적으로 살펴보자. 운동 부족으로 신체 활동량이 줄면 에너지 소비량이 감소하고, 이는 근육 감소로 이어진다. 반대로 규칙적인 운동은 활동량과 에너지 소비를 늘리고, 근육량을 증가시킨다. 따라서 입맛을 회복하기 위한 가장 좋은 방법은 규칙적인 운동 습관이다.

이와 관련해 주목받는 물질이 있는데, 바로 '렙틴(Leptin)'이다. 렙틴은 지방세포에서 분비되어 시상하부(Hypothalamus)에 작용하며 식욕을 억제한다. 음식을 충분히 섭취하면 렙틴이 혈액을 통해 뇌에 전달되어 '배부르다'는 신호를 보내고, 에너지 소비를 촉진하며 식욕을 줄인다.

앞서 근감소증 비만 여성 139명을 4개 군으로 나눠 3개월간 운동·영양 지도를 실시한 연구 결과(p.40 참조)를 일부 소개했는데, 여기에서는 렙틴 변화만 다시 한번 언급한다.

- 운동 영양군: 지도 전 17.8ng/mL → 지도 후 14.9ng/mL
- 운동군: 지도 전 17.1ng/mL → 지도 후 15.7ng/mL
- 영양군: 유의한 변화 없음

이 결과는 근력 강화 운동과 유산소 운동을 통해 렙틴이 현저히 감소한다는 사실을 보여준다. 다시 말해, 운동으로 렙틴이 낮아지면 식욕 촉진 효과를 기대할 수 있음을 의미한다.

운동이 식욕에 미치는 영향을 분석한 13개 연구(총 15편 보고, 연구 참가자 443명, 평균 연령 68.9세)의 메타분석 결과를 보면, 운동(근력 운동 5편, 유산소 운동 3편, 복합 운동 6편)에 의해 렙틴이 유의하게 감소한다는 결론이 나왔다(Sarah Hubner,

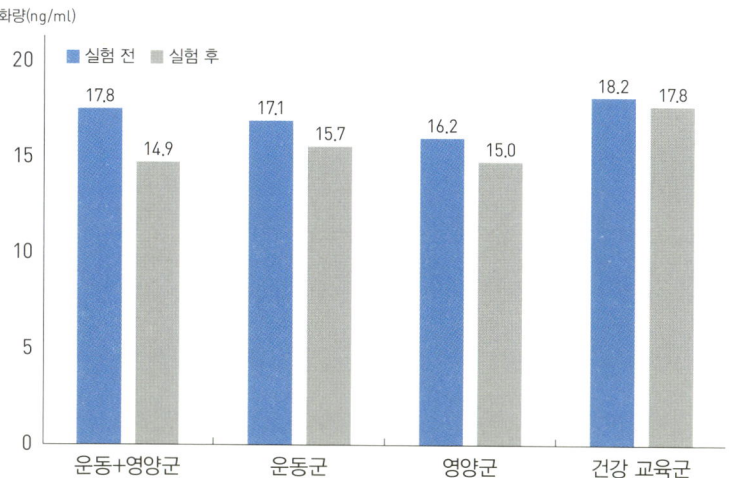

2021).

65세 이상 노인 768명을 대상으로 조사한 결과에서도 입맛과 노쇠의 관련성이 나타났다. 입맛은 AHSP(Appetite, Hunger and Sensory Perception questionnaire) 점수로 평가했으며, 입맛이 좋은 군(475명)과 나쁜 군(293명)으로 나누어 분석했다.

그 결과 입맛이 나쁜 군은 연령이 높고 만성질환 보유 개수가 많았으며 BMI도 낮았다. 또한 노쇠 진단 항목을 비교했을 때, 근력 저하·보행 속도 감소·피로·활동량 감소 비율이 높았으며 노쇠 비율도 입맛이 나쁜 군 10.9%, 좋은 군 2.7%로 입맛이 나쁜 군에서 훨씬 높았다.

입맛 저하는 노쇠 위험을 2.81배 증가시키는 것으로 확인되었다. 즉, 식욕을 유지하는 것이 노쇠 예방에 매우 중요하다는 사실이 입증된 셈이다.

아무리 강조해도 부족한 단백질의 중요성

단백질은 체내에서 다양한 기능을 수행한다. 근육, 장기, 뼈, 혈액 등의 신체 조직을 구성하고 유지할 뿐 아니라 에너지를 생성하며 효소와 호르몬의 주요 구성 요소로써 신진대사 조절과 면역세포 및 신경전달물질의 형성에도 기여한다.

그렇다면 단백질은 하루에 얼마나 섭취해야 할까? 근육량 증가와 근력 강화를 위해서는 근육의 재료가 되는 단백질 섭취가 무엇보다 필수다. 다만 개인의 신체 상태, 나이, 활동량 등에 따라 단백질 적정 섭취량은 달라질 수 있다. 보통 체중 1kg당 일반 성인은 약 0.8g, 운동을 많이 하는 사람은 1.2~2.0g, 근육 감소를 예방하기 위해서는 1.0~1.2g, 임산부 또는 수유 중인 여성은 1.1~1.5g이다. 또한 운동량이 많거나 체력 소모가 큰 경우에는 단백질 섭취량을 늘려야 한다.

적절한 단백질 섭취를 위해서는 균형 있는 식단을 유지하는 것도 중요하다. 이와 관련해 추천할 만한 식품으로는 고기(닭가슴살, 소고기, 돼지고기 등), 생선(연어, 고등어 등), 콩류, 달걀, 유제품(요거트, 우유, 치즈 등) 등이 있다. 이 식품들을 매끼 적당량 섭취하면 단백질 섭취량을 충족할 수 있다.

그중에서도 특히 근감소증 환자라면 근육 단백질을 합성하는 역할을 담당하는 류신(Leucine) 섭취가 중요하다. 류신은 BCAA(Branched-Chain Amino Acids, 분지사슬아미노산)의 일종으로, 참치(2,100mg), 닭가슴살(1,900mg), 닭다리(1,500mg), 가다랑어(1,100mg), 소고기(1,100mg), 꽁치(1,600mg), 달걀(1,100mg), 전갱이(960mg), 두부(720mg), 우유(620mg), 치즈(460mg) 등에 풍부하게 함유되어 있다. 운동 전후에 이런 식품을 섭취하면 근육 성장이 효과적으로 자극된다.

하지만 단백질을 충분히 섭취해도 몸을 움직이지 않는다면 근육이 생각만큼 늘지 않는다. 앉아 있는 시간이 길고, 신체 활동이나 운동량이 부족하면 섭취한 단백질이 근육 형성에 제한적으로 활용될 수 있다. 근육 형성을 촉진하기 위해서는 단백질 섭취와 함께 활발한 신체 활동 또는 운동을 병행해야 한다는 점을 명심하자.

식품 다양성 득점 측정법

태어날 때부터 죽음을 맞기까지 매일 반복되는 식사는 평생 건강을 위해 그 중요성을 아무리 강조해도 부족하지 않다. 각 생애 주기에는 적합한 식사의 양과 질이 정해져 있고, 그때마다 이에 맞춰 합리적으로 접근해야 한다. 특히 노화가 시작되는 중년,

노화가 가속되는 고령기에는 질병 예방뿐만 아니라 심신 기능의 저하를 늦춰 5대 노인증후군 예방의 관점에서 최적의 영양 상태를 유지해야 한다.

일상생활에서 이를 실천할 수 있는 가장 간단한 방법은 식품 다양성 점수 계산법을 이용하는 것이다. 자신의 식사 습관을 점검해 점수를 계산해보고 잘못된 습관이 있다면 반드시 개선하도록 하자.

식품 다양성에 포함되는 식품으로는 단백질, 염증 억제와 관련한 항산화 비타민, 에너지 원료, 미네랄을 함유한 다음의 10가지 식품군(생선류, 육류, 달걀, 우유와 유제품, 콩류와 대두 제품, 채소류, 과일류, 감자와 고구마, 해초류, 기름을 사용한 요리)이다. 10종류의 식품을 각각 '거의 매일 섭취한다'는 1점, 그 외에는 0점으로 체크해서 합산한다. 7점 이상인 경우는 높다, 3점 이하는 낮다, 4~6점은 중간으로 분류한다.

도쿄도 건강장수의료센터 연구소에서도 노년기의 건강을 위해 식품 섭취의 다양성이 매우 중요하다고 강조해왔다. 요코야마 유리 박사가 2017년 발표한 논문에서는 식품 다양성 득점과 노쇠·근감소증과의 관련성을 검토하기 위해서 65세 이상 고령자 약 1,000명을 4년간 추적 조사한 결과, 식품 다양성 득점이 높을수록 골격근량의 감소 위험이 줄었으며, 악력 및 보행 속도의 저하도 눈에 띄게 좋아졌다는 것을 발견했다.

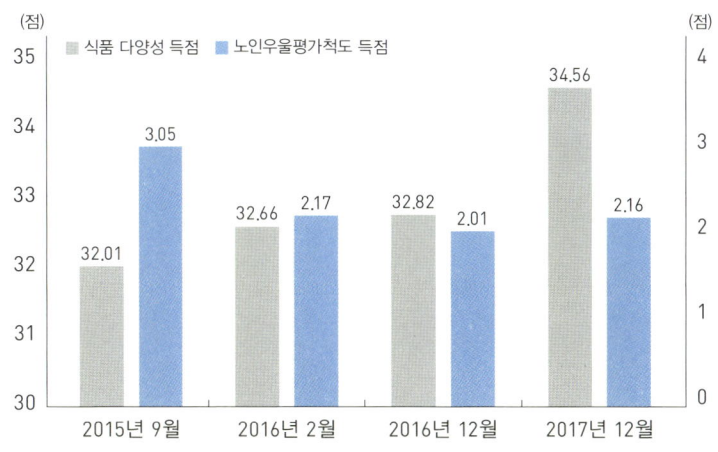

식품 다양성 및 노인우울평가척도 득점 3년간 변화

또한, 내가 공동 연구자로 참여한 연구에서도 다카시마다이라에 거주하는 70세 이상 고령자 1,357명을 대상으로 1형 당뇨병과 식품 다양성 득점 및 노쇠와의 관련성을 분석했다. 그 결과 식품 다양성 득점이 낮은 사람들의 노쇠 발생 위험은 당뇨병 환자의 노쇠 발생 위험과 거의 비슷하다는 점이 밝혀졌다.

아울러 앞서 언급한 것처럼 사이타마현 후지미노시에서 근육 감소로 인한 근력 저하자를 대상으로 실시한 프로그램 참가자들의 식품 다양성 득점 변화도 살펴보았다. 2015년 9월 사전 조사에서는 참가자들의 점수가 평균 32.01점이었는데, 6개월 후인 2016년 2월에는 32.66점으로 유의미하게 상승했다. 이는 10개월 후인 2016년 12월에도 32.82점으로 유지되었으며, 1년 후인

2017년 12월에는 34.56점으로 한 번 더 증가했다.

 이처럼 체력이 저하된 중·고령자라 하더라도 체계적인 근력 강화 운동을 꾸준히 실천하면 식품 다양성 득점이 상당히 개선될 수 있다. 즉, 운동 실천이 식탁에 오르는 식품의 종류를 늘리고, 결과적으로 균형 잡힌 식생활 개선에 도움이 된다는 사실까지 확인할 수 있다.

노년에도 사회 활동은
계속되어야 한다

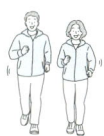

 아무리 유능하고 성실한 직장인이라도 싫든 좋든 '정년퇴직', 즉 사회생활에서 강제로 밀려나는 상황을 피할 수는 없다. 처음 가보는 길인 만큼 정년 이후의 삶을 보내는 마음은 막막할 수 있다. 지금부터는 지난 수십 년간 노년층과 수많은 이야기를 나누고 지도하면서 알게 된 노후의 사회 활동에 대한 몇 가지 노하우를 전하려고 한다.

활기찬 노후를 보장하는 긍정적 마인드

 65세 이상 노인 비율이 세계에서 가장 높은 일본에서 노후 불안을 조사한 결과, 노후의 3대 불안은 '돈', '건강', '고독'인 것으로 나타났다. 이 가운데 특히 주목해야 할 것은 외로움과 고독감이다. 특히 화이트칼라로서 평생 동안 직장에 헌신하며 살아온 남성에게서 이러한 증상이 더 흔히 나타난다. 퇴직 후에는 자기만족감과 성취감을 맛보기 어렵기 때문에 정년퇴직 전부터 이를 극복하는 방법을 꼼꼼하게 미리 준비해둘 것을 권한다.

노인들이 고독감을 느끼는 이유에는 개인차가 있지만, 일반적으로 다음과 같은 이유들이 손꼽힌다.

> **노인들이 고독감을 느끼는 이유**
> - 스스로 할 수 없는 일이 많아졌기 때문에
> - 몰입할 수 있는 취미가 없기 때문에
> - 사회와의 연결 고리가 약해지고, 인간관계가 단절되었기 때문에
> - 경제적 불안 때문에
> - 건강 문제 때문에
> - 혼자 살기 때문에
> - 타인의 간섭을 싫어하고 불평·불만이 많은 성향 때문에

17편의 연구를 종합 분석한 결과, 만성적 고독을 앓는 노인은 여성(20.8%)이 남성(16.3%)보다 높았다. 외로움과 고독은 치매 발생 위험을 1.54배 높이며(Joel Salinas, 2022), 사망률도 증가시키는데, 이러한 사망률은 남성(1.44배)이 여성(1.26배)보다 높은 것으로 나타났다(Rico-Uribe, 2018). 또한 국민건강보험공단 자료에 따르면 2023년 우리나라 전체 우울증 환자의 31.0%가 60

대 이상이었다. 60대 15만 1,349명(13.9%), 70대 11만 5,805명(10.6%), 80대 이상 7만 683명(6.5%)으로 집계되었다.

이처럼 노후의 외로움과 고독은 우울증, 불안, 수면장애, 인지 기능 저하, 활동량 감소에 따른 신체 기능 저하, 나아가 자살과 고독사 등 각종 사회 문제를 초래할 수 있다. 그러므로 이에 대처하는 합리적인 방법을 알고 실천하는 것은 안심할 수 있는 노후 생활 설계에 매우 중요하다.

노년의 고독감, 이겨낼 수 있다

노인들이 고독감을 느끼는 이유 가운데 '몰입할 수 있는 취미가 없다', '사회와의 연결이 약하다', '인간관계가 단절되었다' 등은 비교적 쉽게 해결이 가능하다. 고독을 이겨내려면 좋아하는 취미 활동을 찾고, 적극적인 사회 활동과 참여를 통해 사람과의 교류를 늘리면 되기 때문이다.

하지만 그보다도 더 쉬운 방법이 있다. 노년기에 외로움에서 벗어나고 사회적 고립을 해소하는 데 '운동 습관'만큼 좋은 보약은 없다. 중국에서 60~74세 어르신 1,327명을 대상으로 신체 활동량과 건강 지표의 관계를 분석한 결과, 우울증과 수면장애는 '주 3일 이상', 고독감은 '주 5일 이상' 활발한 신체 활동을 했을 때 개선되는 것으로 보고되었다(Kaili Yan, 2024).

또한 사이타마현 후지미노시에서 근육 감소로 인해 근력이 저하된 45세 이상을 대상으로 2015년 9월부터 2017년 12월까지 총 2년 4개월간 근력 강화 운동과 생활 개선 교육을 중심으로 한 프로그램을 시행했다. 참가자 111명의 데이터를 다양한 각도로 분석한 결과, 노인우울평가척도(GDS, Geriatric Depression Scale) 점수는 2015년 9월 사전 조사에서 3.05점이었고, 6개월 후인 2016년 2월에는 2.17점으로 크게 감소했다. 10개월 후인 2016년 12월에는 2.01점으로 유지되었고, 1년 후인 2017년 12월 조사에서도 2.16점으로 안정적으로 유지되었다. 체계적이고 규칙적으로 근력 강화 운동을 실천하면 체력이 저하된 중·고령자의 우울 증상이 상당한 수준까지 개선된다는 사실이 입증된 것이다.

활동적인 노년기를 위해 꼭 해야 할 일들

도쿄도 건강장수의료센터 연구소가 게이오대학, 오사카대학과 공동으로 장수 연구를 진행하면서 100세 이상 장수한 사람들을 분석한 결과, 다음과 같은 3가지 성격적 특성이 공통적으로 나타났다.

장수 노인들의 성격적 특성

- **개방성:** 새로운 것을 좋아하고, 유연한 사고를 지녔으며, 아름다움을 추구한다.
- **외향성:** 사람들과의 교류를 즐기고, 사교적이며 활동적이고 진취적이다.
- **성실성:** 특정 목표를 설정하고, 꾸준히 노력한다.

긍정적인 사고는 건강 수명을 연장시키고, 우울증 유병률을 낮추며, 질병과 스트레스에 대한 저항력을 높이고, 만성질환으로 인한 사망률도 낮춘다. 또한 신체적·심리적 예비력을 키우고, 환경 변화에도 잘 적응하도록 돕는다. 이러한 메커니즘은 과학적으로 명확히 밝혀지지는 않았다. 그러나 사물을 긍정적으로 바라보면 스트레스가 신체·정신 건강에 미치는 해로운 영향을 줄이거나 완화할 수 있으며 이런 성향의 사람들은 활동적이며, 균형 잡힌 식사를 하고, 흡연·음주를 절제하는 등 건강한 생활 습관을 유지하는 경향이 큰 것으로 나타났다.

이처럼 긍정적인 성격에 더해 구체적으로 실천할 만한 사고방식의 전환도 소개한다.

① **자기발전 의욕을 높인다:** 지적·신체적·심리적·정신적으로 성장하고자 하는 의욕이 필요하다. 의욕이 사라지면 성

취할 수 있는 것은 아무것도 없다.

② **성취 의욕을 높인다:** 자기 자신을 객관적으로 평가하는 시간이 필요하다. 부족한 점을 보완하려는 강한 의지가 있어야 자기 발전이 가능하다.

③ **주체성을 강화한다:** 의사 표현을 분명하게 하고 모순이나 잘못된 점이 발견되면 빠르게 수정한다. 다만 자기 의사를 분명히 하고 행동할 때는 유연성도 필요하다.

④ **달성 목표를 명확히 한다:** 목표를 세우고 실천 의욕을 높이며, 우선순위를 정해 계획을 실행한다. 이를 위해 하루, 일주일, 1개월, 6개월, 1년 단위로 목표를 나누고, 단기·장기 목표를 명확히 설정해야 한다. 그 과정에서 여유를 가지고 앞으로 나아가는 자세가 필요하다.

⑤ **긍정적이고 전향적인 성격으로 만족감을 높인다:** 모든 일에 적극적으로 참여하고, 사물을 긍정적으로 바라본다. 평생 쌓아온 자신의 삶에 불만보다는 만족할 줄 알아야 한다.

높은 생활 만족도와 관련된 요인을 확인하기 위해 78편의 연구에서 총 164,478명의 데이터를 분석한 결과, 생활 만족도는 높은 신체 기능(2.64배), 높은 사회적 지원(3.27배), 고독감 감소(3.30배), 낮은 우울증(4.76배), 낮은 불안(5.10배)과 밀접한 관련이 있었다. 이처럼 생활 만족도를 높이는 것은 성공적인 노후의 초석이다.

정신건강, 간과해선 안 된다

정신건강은 원래 정신질환의 유무를 나타내는 병리학적 개념이었지만, WHO는 이를 개인의 감정, 사고, 대인관계, 삶의 의미와 만족까지 포괄하는 개념으로 정의하고 있다. 즉, 단순히 정신질환이 없는 상태뿐 아니라 개인이 자신의 능력을 깨닫고 삶에 만족하며 긍정적으로 살아가고, 나아가 지역사회에도 기여할 수 있는 상태까지 포함하는 것이다. 정신건강이 잘 유지되면 일상생활의 어려움과 스트레스를 효과적으로 극복할 수 있다.

이와 관련해 65세 이상 고령자 1,035명을 대상으로 공동조사를 실시했다. 이때 인지기능은 MMSE 점수 22~26점, 우울증은 노인우울평가척도 점수 5점 이상인 경우를 '정신적 노쇠'로 정의하고 그 특성을 분석했다. 그 결과, 정신적 노쇠에 해당하는 고령자는 자신의 건강을 나쁘다고 생각하는 비율이 높았고, 질병은 심장병과 변형성 고관절염이 많은 것으로 나타났다. 또한 보행 속도가 느리고 다리 근력이 약했으며, 60세 이후 골절 경험이 많았다. 특히 낙상률은 30.8%로, 정상군(12.1%), 경도인지기능장애군(11.8%), 우울증군(21.7%)보다 현저히 높았다.

정신건강을 유지하기 위해서는 다음과 같은 방법을 추천한다.

정신적 노쇠의 특징

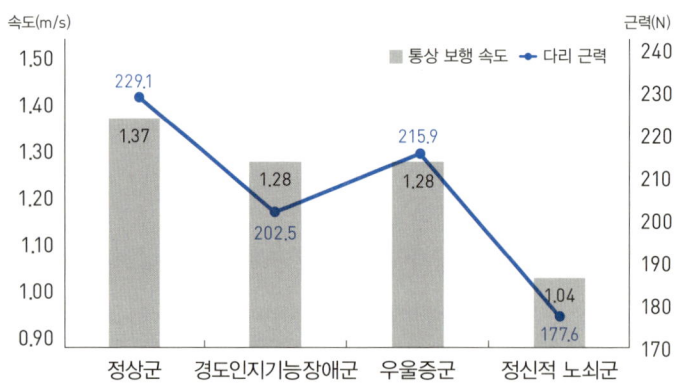

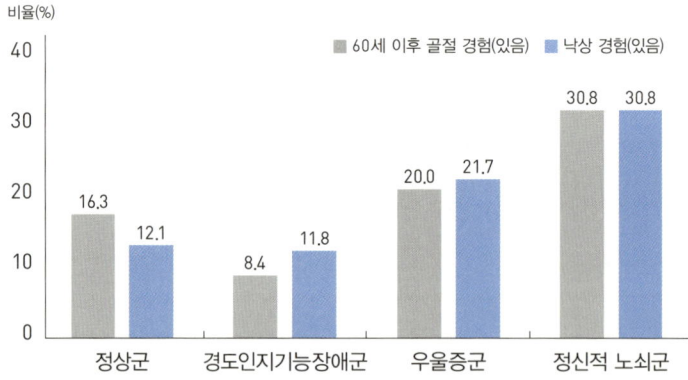

① **규칙적인 운동:** 걷기, 달리기, 자전거 타기와 같은 유산소 운동은 스트레스를 해소해 우울증과 불안을 완화하는 데 도움이 된다.

② **충분한 수면:** 수면 부족은 집중력 저하, 우울감, 감정 조절 능력 약화로 이어진다. 규칙적이고 충분한 수면은 뇌 기능을 개

선하고 피로 회복에 도움이 된다.

③ **균형 잡힌 식사:** 영양 균형이 잘 잡힌 식단은 정신건강에도 긍정적인 영향을 미친다.

④ **명상:** 불안과 스트레스를 줄이고 내면의 평온을 유지하는 데 효과적이다.

⑤ **사회적 관계 형성:** 정기적으로 사람들과 만나고, 의미 있는 관계를 유지하려는 노력이 정신건강을 지키는 데 중요하다.

⑥ **온천욕이나 뜨거운 물 목욕 습관:** 온천욕은 단순한 휴식을 넘어 혈액순환 개선, 근육 이완, 피로 회복, 신진대사 촉진, 스트레스 해소와 불안 완화 등 정신건강 개선 효과가 있는 것으로 알려져 있다.

심리적 건강은 삶의 질을 결정하는 중요한 요소로, 자신의 감정과 생각을 잘 조절하고, 대인관계와 환경에 효과적으로 적응하는 상태를 의미한다. 이는 신체적 건강뿐 아니라 정신적·정서적 안정에도 필수적이다. 우울증은 다음에 나오는 간단한 노인우울 평가척도 질문을 통해 간단히 자가 진단할 수 있다.

노인우울평가척도(간단한 버전)

	항목	예	아니오
1	평소 자신의 생활에 대체적으로 만족하십니까?		
2	요즘 들어 활동량이나 의욕이 많이 떨어지셨습니까?		
3	자신이 헛되이 살고 있다고 느끼십니까?		
4	생활이 지루하게 느껴질 때가 많습니까?		
5	평소에 기분은 상쾌한 편이십니까?		
6	자신에게 불길한 일이 닥칠 것 같아 불안하십니까?		
7	대체로 마음이 즐거운 편이십니까?		
8	절망적이라는 느낌이 자주 드십니까?		
9	바깥에 나가기가 싫고 집에만 있고 싶습니까?		
10	비슷한 나이의 다른 노인들보다 기억력이 더 나쁘다고 느끼십니까?		
11	현재 살아 있다는 것이 즐겁게 생각되십니까?		
12	지금의 내 자신이 아무 쓸모 없는 사람이라고 느끼십니까?		
13	기력이 좋은 편이십니까?		
14	지금 자신의 처지가 아무런 희망도 없다고 느끼십니까?		
15	자신이 다른 사람들의 처지보다 더 못하다고 느끼십니까?		

채점 방법
- 1, 5, 7, 11, 13번 문항: '아니오' = 1점
- 나머지 문항: '예' = 1점

총점 15점 기준 분류
- 5점 이하: 정상
- 6~9점: 중등도의 우울 증상
- 10점 이상: 우울증

심리적 건강을 지켜주는 운동

앞서 언급한 것처럼 노년의 심리 건강을 위해서 가장 효과적인 운동은 유산소 운동이다. 하지만 유산소 운동을 지루하게 느끼거나 건강상의 이유로 실천이 어렵다면 요가와 태극권을 추천한다.

요가는 긴장을 풀고 스트레스를 줄이며, 불안과 우울증 개선에 도움이 되는 것으로 널리 알려져 있다. 65세 이상 고령자 1,035명을 대상으로 요가 운동이 정신건강에 미치는 영향을 분석한 결과, 요가를 실천하는 사람들은 체지방률이 낮고, 다리 근력이 강하며, 보행 속도가 빠른 것으로 나타났다. 또한 MMSE 점수가 높고, 노인우울평가척도 점수는 낮았다. 특히 우울증 경향은 요가군 9.0%로, 다른 운동군(8.1%)과 큰 차이가 없었지만, 운동을 하지 않은 군(19.7%)보다는 현저히 낮았다. 인지기능 점수가 22~26점으로 '경도인지기능장애자'로 분류된 비율도 요가

군은 11.2%로 다른 운동군(11.6%), 비운동군(16.7%)에 비해 가장 낮았다.

태극권도 요가와 마찬가지로 근력을 높이는 데 효과적이다. 나 역시 오랫동안 태극권을 수련해왔으며, 사범 자격증도 취득했다. 지금까지 운영해온 낙상 예방 프로그램에 태극권 동작을 활용하기도 했다. 태극권은 음양의 조화와 균형을 근본으로 하는 중국 무술에서 유래했으나 오늘날에는 호흡과 동작의 조화를 중시하는 심신 단련의 수단으로 발전했다. 부드럽고 느린 움직임이 관절과 근육에 무리를 주지 않으면서도 유연성과 균형 감각을 향상시키고, 근육 기능을 강화한다. 태극권의 동작은 명상과 효과가 유사해 마음의 안정을 돕고, 집중력을 향상시키며, 스트레스 관리에도 유익하다. 이러한 이유로 태극권은 질병 예방과 재활, 우울증·불안장애·수면장애 등 정신건강 문제 개선에도 널리 활용되고 있다. 주변에서 태극권을 배울 기회가 있다면 적극적으로 참여해보기를 권한다.

감정적·정신적·심리적 회복력을 키워라

우리는 살면서 가까운 사람의 죽음, 차별이나 따돌림, 개인적 비극, 자연재해, 전염병 등 부정적인 상황을 겪는다. 어떤 사람은 이런 상황에서 불안과 두려움, 슬픔에 잠식되어 고통을 크게 겪는 반면, 어떤 사람은 상황을 담담하게 받아들이고 오히려 더 단단해진다. 두 사람의 차이는 '회복력'에 있다. 회복력이란 어떤 문제를 겪더라도 크게 방황하지 않고 빠르게 극복해 평상시의 감정과 심리 상태로 돌아가는 능력을 말한다. 이는 노후의 정신건강을 유지하는 데 필수적이다.

외부로부터 오는 부정적 사건을 피할 수 없다면, 그것은 나뿐 아니라 누구나 인생에서 맞닥뜨리는 과정임을 깨닫고 담담하게 받아들여야 한다. 중요한 것은 이를 의연하게 수용하면서 긍정적 태도로 살아갈 수 있는 조절 능력을 기르는 것이다.

그렇다면 감정적·정신적·심리적 회복력은 어떻게 키울 수 있을까? 먼저 자신의 심리적·정신적 특성을 파악하고, 예민해진 감정을 잘 조절해야 한다. 특히, 희로애락 중에서 노(화남)와 애(슬픔)라는 마이너스 감정을 억제하면서, 새로운 일에 흥미를 가지고 미래지향적으로 도전하는 자세를 지니는 것도 중요하다. 또한, 어려움에 직면했을 때 주위에 신뢰할 수 있는 사람이나 도움받을 만한 사람이 있다면 회복력 향상에 도움이 되고, 스트레스 대응성을 높이기 위한 적절한 운동도 바람직하며, 실패로부터 배우려고 하는 긍정적인 생각도 도움이 된다.

은퇴, 끝이 아닌 새로운 시작

은퇴를 계기로 일로 맺어졌던 사회적 관계와 지위, 외부 활동과 같은 생활 리듬이 크게 달라진다. 일에만 몰두하던 사람이라면 지금껏 가정 내에서 역할을 소홀히 했던 부분이 두드러지면서 나이로 인한 체력 저하와 함께 정신적·심리적 의욕이 감소하는 변화를 함께 겪게 된다.

은퇴 후의 가장 큰 변화는 바로 자유롭게 활용할 수 있는 시간이 길어진다는 점이다. 집에 머무는 시간이 늘어나면서 가족과 함께 보내는 시간도 많아지지만, 동시에 혼자 보내는 시간도 감당해야 한다.

이처럼 원하지 않게 주어진 긴 시간을 어떻게 효율적으로 활용할 것인가는 중요한 문제다. 휴식, 여행 등 다양한 권장 방안이 있지만, 무엇도 만족스럽지 않고 공허하게 느껴질 수도 있다. 그렇다면 은퇴 후 삶의 보람을 어디에서 찾아야 할까? 그 해답은 '활동'이다. 신체 활동, 사회 활동, 지적 활동, 취미 활동, 봉사 활동 등 어떤 것이든 좋다. 중요한 것은 몸과 마음을 사용하고, 인지기능을 자극하며, 사람과의 관계를 가꾸어가는 데 많은 시간을 투자하는 것이다.

제2의 삶을 건강하게 살기 위해서는 많이 걷고, 지금까지 자주 만나지 않았던 사람을 만나 대화를 나누며, 치아 건강을 지켜 필수 영양분을 고루 섭취하고, 충분히 휴식하는 것이 필요하다. 더불어 자신을 강하게 단련하면서도 타인의 의견을 존중할 줄 알아야 한다. 신체적으로는 강인함과 유연성이 필요하고, 심리적으로는 어디에도 얽매이지 않는 여유가 필수적이다.

운동을 할 때도 무조건 좋다는 것을 따라가기보다는 내 몸 상태에 따라 나에게 필요한 운동을 구체적으로 찾아봐야 한다. 단순히 운동이 필요하다는 것을 아는 데 그치지 않고, 어떤 운동을, 어떻게 해야 하는지 고민해야 하는 것이다. 다시 말해, 운동의 종류와 강도, 빈도, 시간을 적절히 조절하는 것이 핵심이다.

노쇠는
회복될 수 있다

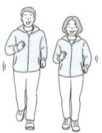

　노쇠는 건강한 상태와 장애 사이의 중간 단계지만, 적절한 지원과 관리를 받으면 다시 건강한 상태로 회복될 수 있다. 지금까지 설명한 것처럼 노쇠 예방에는 적절한 운동, 충분하고 균형 잡힌 영양, 활발한 사회 활동이 효과적이다. 이에 대한 연구 결과도 이미 충분히 많이 나와 있다. 그러나 이미 노쇠 상태에 놓인 고령자가 어느 정도까지 회복될 수 있는지를 검토한 연구는 매우 적다.

　이와 관련해 72세 이상 고령이면서 노쇠 관련 질환을 앓는 사람 131명을 운동 영양군 33명, 운동 플라시보군 33명, 영양군 32명, 플라시보군 33명으로 나누어 주 2회, 1회 60분간의 운동 지도와 영양 지도를 3개월 동안 실시했다.

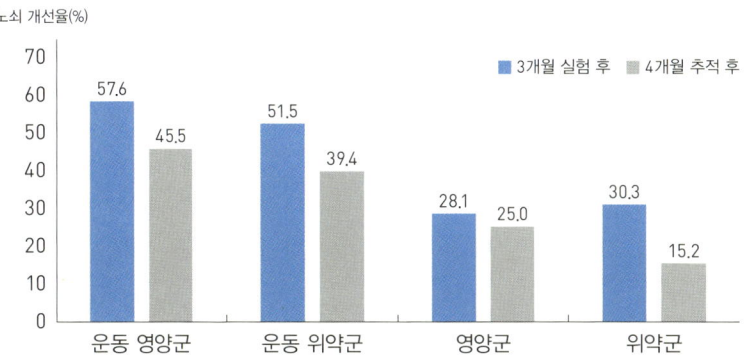

운동 지도는 근력 강화와 보행 기능 개선을 목표로 진행했다. 앉은 자세에서는 한쪽 다리를 들고 무릎 펴기, 무릎을 들어 가슴에 붙이기 등을, 선 자세에서는 발꿈치 들었다 내리기, 체중을 한쪽 다리에 옮기기 등을 지도했다. 또한 근력 강화를 위해 고무밴드를 이용해 상·하체 근육을 단련하고, 앵클 웨이트(0.5~2.0kg)를 개인 체력 수준에 맞게 활용했다.

그 결과, TUG 보행 평가(의자에서 앉았다 일어서서 3m 앞의 목표물을 돌아 다시 앉을 때까지의 시간을 평가), 보행 속도, 악력이 뚜렷하게 개선되었고, 팔다리의 근육량도 증가했다. 노쇠 회복률은 운동 영양군 57.6%, 운동 플라시보군 51.5%, 영양군 28.1%였다. 즉, 노쇠 고령자에게 운동과 영양 지도를 병행하는 것이 매우 효과적임이 입증된 것이다.

이 프로그램을 진행하면서 노쇠는 예방이 무엇보다 중요하다는 점을 재확인했다. 또한 이미 노쇠 진단을 받은 고령자를 대상으로 프로그램을 진행할 때는 반드시 전문 기관에서 전문가가 지도해야 한다는 점도 중요했다. 노쇠 고령자는 만성질환을 가진 경우가 많아 지도 시 안전에 각별히 유의해야 한다. 대퇴골 경부 골절이나 무릎·허리 통증 환자가 많으므로, 운동 중 자세를 자주 바꾸는 것은 피하는 편이 좋다. 또한 대상자 중에는 요실금 환자가 많아 운동 중 화장실 이용이 빈번하므로 배뇨 지도 역시 필수적이다. 인지기능 저하자에 대한 배려 역시 반드시 필요하다. 그렇지 않을 경우 다치거나 오히려 노쇠가 악화될 위험이 높아질 수 있다.

부록 단순 건망증일까? 인지기능장애일까?

　기억력은 20대를 정점으로 연령 증가와 함께 저하되어간다. 60세경부터는 기억력 감퇴와 더불어 판단력 및 적응력 저하도 나타난다. 그렇다면 건망증과 인지장애, 치매는 어떻게 구분할 수 있을까? 건강한 노후를 위해서는 단순 건망증인지 인지기능장애를 동반한 치매인지를 빠르게 판단해 적절하게 대처하는 것이 무엇보다 중요하다.

　성인이라면 누구나 한 번쯤 건망증을 경험하지만 이는 노화와 관련된 일시적이고 제한적인 현상이다. 건망증은 물건을 둔 자리를 잊어버리거나 약속 시간을 헷갈리는 것처럼 일회성 사건이 대부분으로, 기억의 일부를 선택적으로 잠시 잊었더라도 힌트를 주면 금세 알아차리고 일상생활에도 심각한 지장이 없다. 또한 기억력 이외의 인지기능인 지남력과 판단력은 대부분 온전하게 보존되어 있는 것이 치매와 다르다.

　반면 치매는 정상적으로 생활하다가 뇌 기능 손상이나 기능 감퇴로 인해 기억력뿐만 아니라 언어력·판단력·지남력 저하, 성격이나 기분의 변화, 폭력성, 과한 행동, 망상 등의 정신 증상을 동반함으로써 일상생활 유지가 어려워지는 상태를 말한다. 치매는 인지기능의 심각한 장애로 인해 과거에 자신이 경험했던 일에 대해 광범위하게 잊어버리기 때문에 힌트를 주어도 기억을 못하며 사건이나 경험 자체를 잊는다. 본인의 기억력에 문제가 있다는 것을 모르기도 하고 인정하지도 않는다는 특징이 있다.

특징	건망증	치매
진행 상태	원인을 제거하면 개선될 수 있다.	시간이 지날수록 악화된다.
원상태로의 회복	회복이 가능하다.	회복이 어렵다.
자각 증상	많다.	점점 흐려진다.
영향 범위	대체로 기억력에 한정된다.	기억 이외에도 인지기능 전반에 영향을 미친다.

건망증과 치매의 진행 차이

특징	노화에 따른 잊어버림	치매에 따른 잊어버림
잊어버림에 대한 자각	잊어버림을 자각한다.	잊어버림을 자각하지 못한다.
판단력	저하되지 않는다.	저하가 나타난다.
과거의 기억	부분적으로 잊어버린다.	과거 경험 자체를 전부 잊는다.
힌트	힌트를 주면 잊어버린 사실을 알아차린다.	힌트를 주어도 기억하지 못하고, 흥미나 관심이 없다.
일상생활	지장이 없거나 적다.	지장이 크고 심각하다.
감정이나 의욕	변화가 없다.	화를 잘 내고, 의심이 많아진다.

노화에 따른 잊어버림과 치매에 의한 잊어버림의 차이

기억력 저하 예방에 도움을 주는 생활 습관

노화로 인한 기억력 저하나 건망증을 완전히 멈출 방법은 없지만, 다음과 같은 생활 습관으로 증상을 지연할 수는 있다.

① 지식이나 기억을 밖으로 표출한다. 일기를 쓰거나 알고 있는 지식이나 새롭게 습득한 학습 내용을 기록하는 습관을 들인다.
② 기억력 증가에 효과적인 식단이나 균형 잡힌 식생활을 유지한다. 특히 DHA와 EPA가 많이 포함된 생선, 채소를 매끼 섭취한다.
③ 적절한 운동을 실행한다. 뇌 혈류량 증가와 뇌 활성화에 도움을 주는 코그니사이즈 운동과 유산소 운동뿐만 아니라 근력 운동, 유연성 운동, 평형성 운동을 포함한 복합 운동을 생활화한다.
④ 질 높은 수면 시간을 8시간 이상 확보한다. 뇌와 몸이 푹 쉬도록 깊은 수면을 취하기 위해 노력한다.
⑤ 다양한 취미 생활과 사회 활동을 한다. 적절한 지적 자극을 위해 여러 가지 정보를 접하도록 폭넓은 사회 활동을 적극적으로 실천한다.

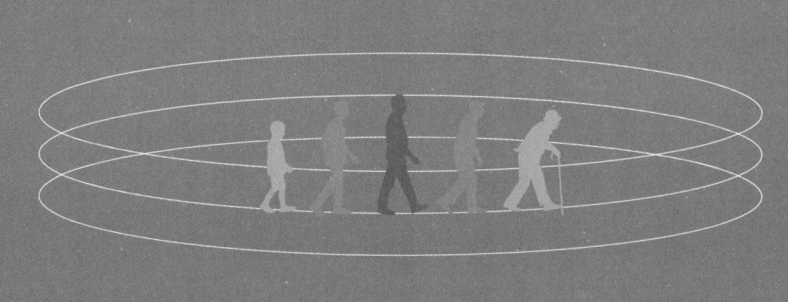

Part 4

평생 쓸 수 있는 근육통장을 만들어라

연금보다 더 중요한
노후 근육통장

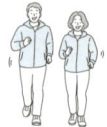

 다시 한번 더 강조하자면 근육은 우리 몸을 움직이는 생명의 원동력이자 활동의 필수 자원이다. 부족한 돈은 은행이나 금융 기관에서 빌릴 수 있지만, 근육과 건강은 다른 사람에게서 빌릴 수 없고, 오직 스스로 만들어 쌓아두어야 한다. 기능 저하가 가속되는 시기에 장애가 나타나지 않고 일정 수준 이상의 기능을 유지하려면 마치 적금이나 연금을 드는 것처럼 젊을 때부터 '일부러 시간을 만들어서' 근육을 차곡차곡 쌓아두어야 한다.

 그 원리는 간단하다. 잘 알려진 '용 불용설(用不用說, Use and Disuse Theory)'을 떠올려보자. 즉, 잘 사용하면 발달하고 사용하지 않으면 위축된다. 특히 노인의 기능 저하는 '사용하지 않음', 다시 말해 운동과 활동 부족으로 인해 더 빨리 진행된다는 점에 주목해야 한다.

그렇다면 어떤 '근육통장'에 어떤 '근육저축'을 해야 할까? 근육을 크게 골격근, 심장근, 내장근 3가지로 나누어 살펴보자.

첫 번째로 골격근은 우리가 흔히 '근육'이라 부르는 것이다. 체중의 약 40%를 차지하며, 뼈를 보호하고 체형을 유지하며 운동 기능을 수행한다. 골격근은 가로무늬근으로서 의지로 움직이는 수의근이며, 가늘고 긴 원기둥 모양의 근섬유로 구성된다.

두 번째로 심장근은 심장에만 존재하며, 혈액을 온몸으로 보내는 역할을 한다. 구조는 골격근처럼 가로무늬근이지만, 자율신경에 의해 조절되는 불수의근으로, 골격근과 내장근의 특징을 동시에 가진다. 심장근은 수축과 이완을 반복하며 혈액순환을 담당하므로 약해지면 혈액 공급에 문제가 생겨 심혈관 질환을 비롯해 다양한 문제를 초래할 수 있다.

세 번째로 내장근은 위장관 등 내장의 연동운동을 담당하는 근육으로 민무늬근이며, 자율신경에 의해 조절되는 불수의근이다. 음식물이 위, 소장, 대장을 거쳐 배변으로 이어지는 과정에서 내장근은 중요한 역할을 한다.

1단계:
생존근육을 키우는 근육통장이란?

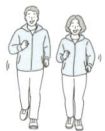

근육 중에서도 생존과 직결되는 근육은 심장근, 내장근, 저작근이다. 저작근을 제외한 다른 생존 근육들은 자율신경의 영향을 받아 무의식적으로 조절되며, 생명과 건강을 최소한으로 유지하기 위해 반드시 보존하고 키워야 하는 근육들이다. 지금부터 각각의 근육을 살펴보면서 어떻게 하면 효과적으로 단련할 수 있는지 살펴보자.

심장근을 강화하는 운동

심장근은 꾸준한 운동으로 더 강하게 만들 수 있다. 영국 옥스퍼드대학 연구팀이 바이오뱅크 데이터에서 9만 211명을 5.2년간 추적한 결과, 신체 활동이 많을수록 심혈관 질환 발생이 줄어드는 것으로 나타났다. 활동량이 많은 경우, 남성은 심혈관 질환 위험이 57%, 여성은 62% 감소했다고 보고했다(Rema Ramakrishnan, 2021).

특히 걷기, 러닝, 자전거 타기, 수영, 등산 같은 유산소 운동은 심장기능을 강화하는 효과가 있다고 알려져 있다. 심박출량 증가, 심근 산소 공급 개선, 대사 효율 향상, 안정 시 심박수 감소 등으로 심장의 부담을 줄여준다. 그렇다면 고령층에서는 어느 정도의 운동량이 적절할까?

WHO는 2020년에 발표한 지침에서 고령자의 신체 활동이 사망률 감소, 고혈압·암·당뇨병 예방, 우울과 불안 완화, 수면 질과 정신건강 개선, 비만 개선, 낙상 예방, 뼈와 근력 유지에 도움이 된다고 강조했다. 65세 이상 고령자는 주당 150~300분의 중강도 유산소 활동 또는 75~150분의 고강도 유산소 활동을 권장하며, 중강도와 고강도를 섞어서 해도 좋다. 또한 주 2회 이상 전신 근력 향상 운동, 주 3회 이상 평형성 향상을 위한 복합적인 운동을 권하고 있다.

다만 이는 참고 기준이며 운동량은 개인의 연령과 체력, 건강 상태에 따라 조절해야 한다. 어떤 사람에게는 150분이 벅찰 수 있고, 또 다른 사람에게는 부족할 수 있다. 결국 운동량의 기준은 지침이나 다른 사람이 아니라 자기 자신임을 꼭 기억해야 한다.

운동 강도 역시 마찬가지다. 심박수나 본인의 체감에 따라 조절하는 것이 좋다. 가장 간단하게 측정할 수 있는 방법은 스웨덴 심리학자 군나르 보그(Gunnar Borg)가 제시한 자각적 운동 강도(RPE, Rate of Perceived Exertion) 척도다. '조금 힘들다'라고 느끼는 정도가 적당한데, 일반적으로 땀이 살짝 나고, 숨이 조금 차며, 심박수가 120 전후인 상태로 RPE 12~14레벨에 해당한다.

한 번에 긴 시간 동안 운동하기 어렵다면 조금씩 짧게 나누어 하는 운동, 즉 간식과 같은 운동(Exercise Snacks)도 효과적이다. 최근 연구에서는 10분 미만, 1~2분의 단시간 운동도 건강에 큰 도움이 되는 것으로 나타났다. 예를 들어, 영국의 바이오뱅크 자료(평균 연령 62세, 2만 5,000명 분석)에 따르면, 매일 12분 정도의 고강도 활동을 3회 실시한 사람은 전체 사망 위험이 38~40%, 심혈관 질환 사망 위험이 48~49% 줄었다. 캐나다의 맥마스터대학과 브리티시컬럼비아대학 연구팀도 하루 3번, 3층 계단 오르기만으로도 심혈관 건강이 개선된다는 결과를 보고했다.

따라서 간식을 먹듯 틈날 때마다 짧게 몸을 움직여보자. 빠르게 걷기, 계단 오르내리기, 스쾃, 발뒤꿈치 들기, 팔굽혀펴기 등을 추천한다. 중요한 것은 숨이 차고 심박이 오를 정도로 강도를 조금 높여야 효과가 있다는 점이다. 처음부터 무리하지 말고, 체력 수준을 확인하면서 일주일에 20%씩 늘려가는 것이 좋다. 오늘은 계단 20개가 힘들다면 거기서 멈추고, 일주일 정도 지나 익숙해지면 24개, 그다음엔 조금 더 늘려가는 식으로 하는 것이다. 지속할 수 있는 강도로 차근차근 늘려가다 보면 작심생활을 이겨내고, 생활 속에서 운동을 꾸준히 이어갈 수 있다.

내장근을 강화하는 운동

내장근을 강화하는 데는 복식호흡이 가장 효과적이다. 복식호흡은 배의 움직임을 의식하면서 숨을 들이쉬고 내쉬는 호흡법으로, 내장의 움직임을 촉진하는 데 도움이 된다.

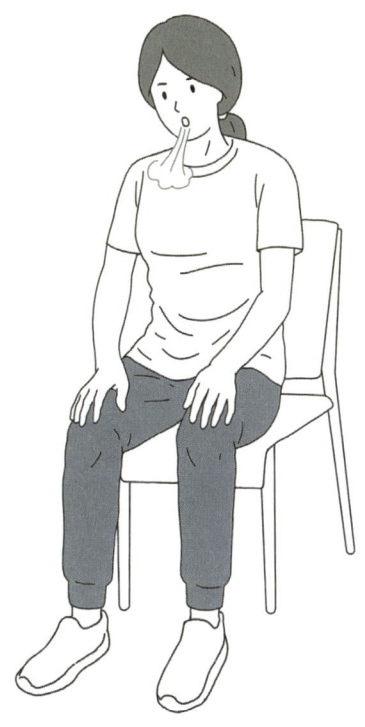

① 가슴을 펴고 허리를 곧게 세운 다음 코로 가능한 한 많은 공기를 들이마신다. 이때 배가 부풀어 오르도록 한다.

② 숨을 내쉴 때는 배를 천천히 당기면서, 입을 오므려 오랫동안 천천히 공기를 모두 내보낸다.

③ 복식호흡의 핵심은 들이마시는 시간보다 내쉬는 시간을 길게 하는 것이다. 배를 최대한 수축하면서 길게 내쉬면 횡격막이 늘어나는 느낌이 드는데, 이 과정에서 신경이 안정되며 불안이나 스트레스가 해소된다.

심장근을 강화하는 방법과 마찬가지로 걷기와 러닝, 자전거 타기 등과 같은 정기적이고 규칙적인 유산소 운동도 혈류를 개선하고 내장 기능을 향상시킨다. 이와 함께 근력 운동도 병행하는 것이 좋은데, 특히 복부 운동은 장기를 제자리에 고정하고 보호하며 원활한 호흡에도 영향을 미친다. 또한 척추와 몸의 중심부에 가해지는 충격을 완화하는 역할도 한다. 윗몸일으키기 같은 운동은 4가지 주요 복부 근육(복직근, 복횡근, 내복사근, 외복사근)을 강화하는 데 효과적이다. 동시에 하체 근육(대퇴직근, 장요근 등)에도 좋은 영향을 줄 수 있다.

사이타마현 후지미노시에서 45세 이상 중·노년층 중에서 근육 감소로 근력이 약화된 사람 111명을 대상으로 2015년 9월부터 2017년 12월까지 2년 4개월간 근력 강화 운동과 생활 개선 교육 프로그램을 실시했다. 그 결과, 윗몸일으키기 횟수가 2015년 9월 사전조사에서는 평균 4.8회였으나 2016년 2월에는 7.9회, 2016년 12월에는 10.6회, 2017년 12월에는 12.1회로 꾸준히 증가했다. 즉, 체력이 약한 중·노년층도 체계적인 지도를 받으면 복부 근력이 크게 향상될 수 있음이 나타났다.

또한 근력 강화 훈련은 수면 개선에도 효과적이다. 위의 프로그램에서 참가자의 수면장애 점수는 2015년 9월 사전조사에서 4.31점이었으나 2016년 2월에는 3.83점, 2016년 12월에는 3.67점, 2017년 12월에는 3.61점으로 뚜렷하게 개선되었다. 이는 체계적인 근력 강화 운동이 수면의 질 개선에도 도움이 된다는 것을 입증한 사례다.

대표적인 복부 강화 운동으로는 다음과 같은 것들이 있다.

① 누워서 엉덩이 들어 올리기

무릎을 굽히고 누운 다음, 엉덩이를 들어 2~3초 유지한 뒤 내린다. 6~12회 반복한다. 처음에는 낮게, 익숙해지면 높게 올리고 허리 통증이 있는 사람은 피한다.

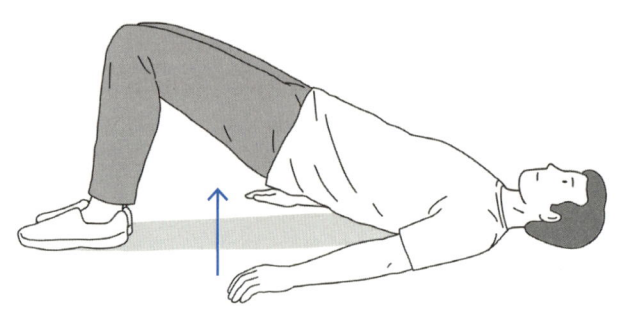

② 누워서 두 다리 들어 가슴 당기기

무릎을 굽히고 누워서 두 다리를 가슴 쪽으로 당긴 다음 2~3초 유지한 뒤 내린다. 6~12회 반복한다. 허리 통증이 있는 사람은 피한다.

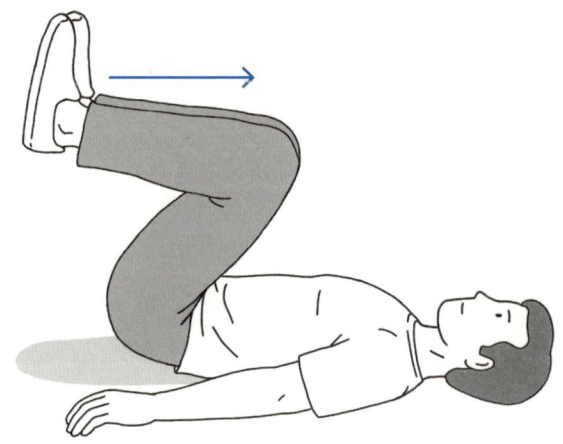

③ 누워서 무릎 좌우로 넘기기

무릎을 굽히고 누워서 두 다리를 들어 무릎을 오른쪽, 왼쪽으로 번갈아 넘기며 2~3초씩 유지한다. 얼굴은 반대쪽을 바라본다. 6~12회 반복한다. 허리 통증이 있는 사람은 피한다.

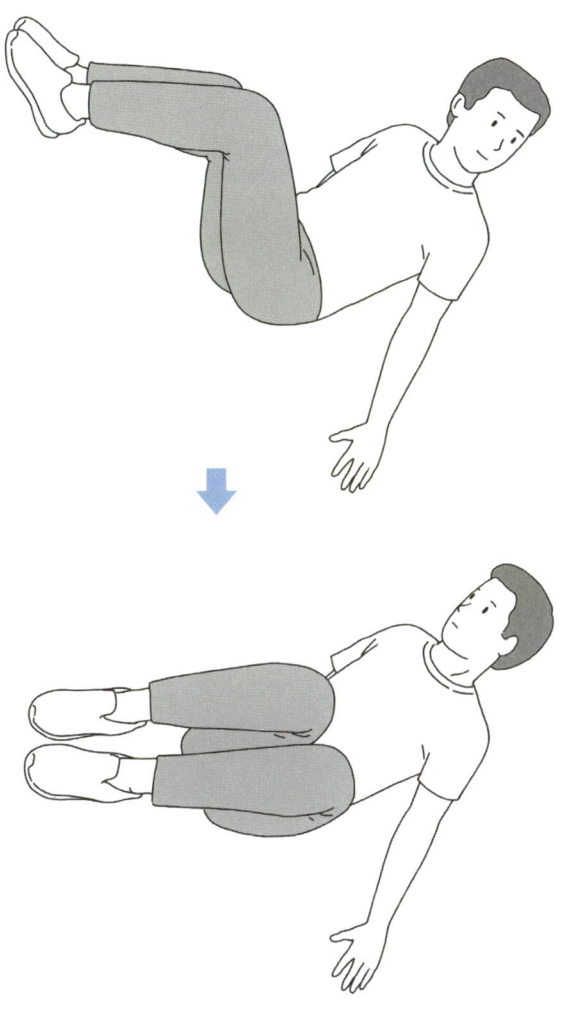

저작근을 강화하는 방법

저작근은 관자근(측두근), 깨물근(교근), 가쪽날개근(외측익돌근), 안쪽날개근(내측익돌근)으로 이루어져 있다. 이 근육들은 턱관절을 움직여 음식을 치아로 씹고 갈 수 있게 해주며, 소화과정의 첫 단계를 담당한다는 점에서 매우 중요하다. 치아가 건강하더라도 저작근이 약하거나 손상되면 음식을 제대로 씹을 수 없어 소화불량이나 영양 부족으로 이어질 수 있다.

교근 강화법

① 혀끝을 입천장에 댄 상태에서, 교근 부위에 손바닥을 댄다.
② 어금니를 서서히 힘주어 꽉 깨물며, 교근이 수축하는 느낌을 손바닥으로 느낀다.
③ 힘을 뺀 뒤 편안히 이완한다. ②~③ 을 5~6회 반복한다.
④ 껌을 씹으면서 어금니에 힘을 주고 풀기를 반복해도 교근 강화에 도움이 된다.

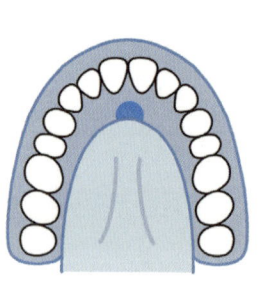
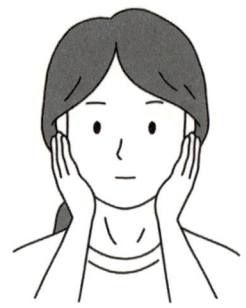

측두근 강화법

① 의자에 허리를 곧게 세우고 앉는다.

② 손바닥을 머리 양옆, 측두근 부위에 댄다.

③ 얼굴을 살짝 들어 올린 상태에서 어금니에 힘을 주어 5초 정도 깨물고, 측두근이 움직이는 것을 의식한다.

④ 천천히 얼굴을 정면으로 내리면서 힘을 빼고 이완한다.

⑤ 이때는 어금니에 힘을 주는 것뿐 아니라, 측두근이 함께 움직이는 것을 의식하는 것이 중요하다.

⑥ 처음에는 3~6회 실시하고, 점차 횟수를 늘려간다. 어지럽지 않도록 고개를 천천히 올리고 내린다. 호흡은 내쉬면서 어금니를 깨물면 더 효과적이다.

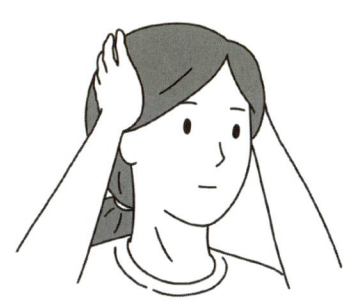

2단계: 생활근육을 키우는 근육통장

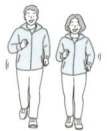

일상생활을 편하게 유지하려면 기본적인 신체 기능인 '서기', '걷기', '자세 유지'가 중요하다. 이러한 생활 기능과 관련된 근육은 대퇴사두근(허벅지 앞쪽), 하퇴삼두근(종아리), 대둔근(엉덩이), 복근(복부), 척추기립근(등허리) 등이 있다. 다만 동작에 따라 주로 사용되는 근육이 조금씩 다르므로 구체적으로 살펴보자.

서기 위해 필요한 근육

안정된 선 자세에서 중심은 골반에 위치한다. 중심선은 앞에서 봤을 때 몸의 정중앙을, 옆에서 봤을 때는 귓구멍, 어깨, 고관절, 무릎관절 뒤편, 족관절 앞쪽을 거쳐 발바닥으로 떨어진다.

선 자세를 유지하기 위해서는 항중력근의 작용이 매우 중요하다. 항중력근이란 말 그대로 중력에 저항하는 근육이며, 구체적으로는 등근육, 둔근, 햄스트링, 하퇴삼두근 등이 해당한다. 이러한 근육을 강화하는 자세한 방법은 뒤에서 설명하겠다.

걷기 위해 필요한 근육

걷는 데 쓰이는 근육은 대퇴사두근, 대둔근, 비복근 등이다.

대퇴사두근

허벅지 앞쪽에 위치한 대퇴사두근은 걷기를 할 수 있게 하는 핵심 근육이다. 이곳은 우리 몸에서 부피가 가장 큰 근육으로, 의자에서 일어서기, 걷기, 계단 오르기, 다리 굽히기와 펴기 등 여러 일상 동작에서 자주 사용된다. 무릎관절염 환자의 보행 기능과 대퇴사두근과의 관련성을 분석한 연구에 따르면 보행 기능 저하자는 대퇴사두근 근력이 일반인보다 34% 낮은 것으로 확인되었다. 이 결과는 보행 기능 유지에는 대퇴사두근의 근력이 아주 중요하다는 것을 보여준다. 또한 대둔근, 비복근 등도 보행 시 중요한 역할을 하는 근육으로 확인되었다.

대퇴사두근 가운데 외측광근과 중간광근, 내측광근은 무릎관절을 신전시키고 슬개골을 안정시키며 대퇴직근은 슬관절과 고관절의 양쪽에 연결되어 있는 2관절 근육으로, 고관절에서는 대퇴를 굴곡시키고 슬관절에서는 신전한다.

대퇴사두근 강화 운동: 발목 사이에 물건을 끼우고 무릎 펴기

① 의자에 편하게 앉아 양옆을 잡은 다음 발목 사이에 공이나 둥글게 만 수건을 끼운다.

② 양다리를 조금 들어 올린 뒤 숨을 내쉬면서 무릎을 곧게 펴고 2~3초 유지한다.

③ 다시 무릎을 굽히는 동작을 6~12회 반복하고 하루 2~3세트 실시한다.

④ 무릎을 펼 때 상체에 힘을 과하게 주지 않도록 주의한다. 발뒤꿈치를 높이 올릴수록 대퇴사두근에 더 강한 부하가 걸린다.

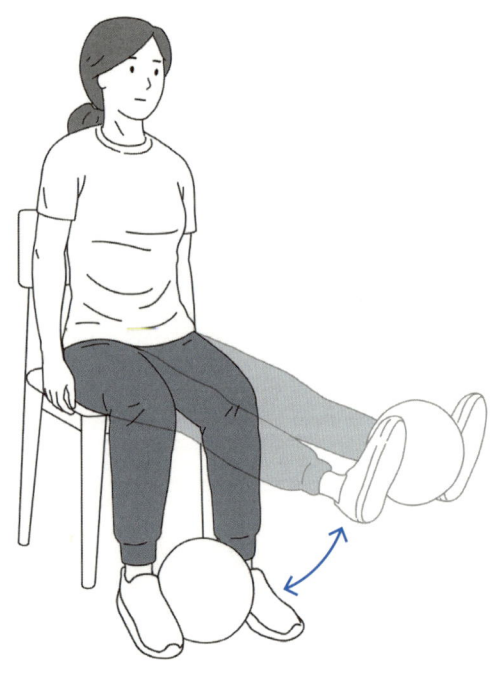

대둔근

대둔근은 엉덩이에서 가장 큰 근육으로, 고관절의 움직임과 체간 안정성에 깊게 관여한다. 주로 하는 작용은 고관절 신전, 고관절 외회전, 골반 안정화 등이다. 대둔근이 수축되면 고관절을 뒤로 펴면서 일어서기, 걷기, 달리기, 계단 오르기 등을 할 수 있게 된다. 또한 고관절을 바깥쪽으로 돌리는 동작과 골반이 흔들리지 않도록 지지해 한 발로 서는 동작도 가능해진다.

특히 대둔근은 걸을 때 발뒤꿈치가 지면에 닿는 순간 큰 역할을 한다. 정상 보행에서는 발뒤꿈치가 먼저 바닥에 닿고 이후 발바닥 전체가 닿는데, 이 과정에서 대둔근이 작용해 체중이 과하게 실리지 않도록 '브레이크 작용'을 한다. 덕분에 몸이 앞으로 쏠리지 않고, 고관절이 안정되며 무릎의 쿠션 기능도 제대로 작동한다.

대둔근이 약해지면 착지 시 충격을 완화하지 못해 균형이 불안정해지고 넘어질 위험이 커진다. 반대로 대둔근이 강화되면 하체가 체중을 안정적으로 지탱할 수 있어 보행이 안정되고, 보폭도 커져 걷기가 수월해진다.

대둔근 강화 운동: 엎드려 다리 들기

① 손을 턱 아래 두고 다리를 모아 엎드린다.

② 한쪽 다리를 조금 들어 올려 2~3초 유지한 다음 내린다. 반대쪽도 같은 방식으로 6~12회 반복한다.

③ 하루 2~3세트 실시한다.

④ 처음에는 낮게 들고, 익숙해지면 높이 들어도 좋다. 허리에 통증이 있는 사람은 하지 않는다.

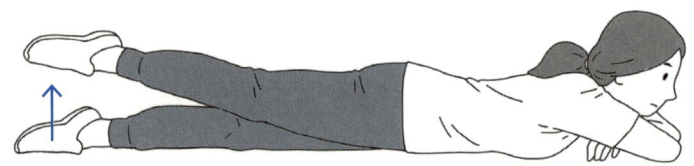

비복근

비복근은 종아리 뒤쪽에 위치한 근육으로, 종아리 모양을 만드는 주된 근육이다. 무릎관절과 발목관절의 움직임에 관여해 발끝을 아래로 내미는 동작을 가능하게 하며 걷기, 달리기, 점프 같은 동작에 관여한다. 속근 섬유가 많아 방향 전환이나 순간적인 움직임에도 사용되고 수축과 이완을 반복하는 근펌프 작용으로 하지의 혈액을 심장으로 되돌려 보냄으로써 하체 혈액순환을 돕고 발의 부종도 예방한다. 비복근이 약해지면 걷거나 일어설 때 발목이 불안정해져 넘어질 위험이 커지고, 혈액순환이 나빠질 수 있다.

비복근 강화 운동: 발뒤꿈치 들어 무릎 굽히기

① 의자 등받이를 잡고 발을 어깨너비로 벌려 선다.

② 발뒤꿈치를 들어 올리면서 무릎을 굽혀 2~3초 유지한 다음 무릎을 펴고 발뒤꿈치를 내린다. 6~12회 반복한다.

③ 하루 2~3세트 실시한다. 처음에는 발뒤꿈치를 조금만 들어 올리고, 익숙해지면 높이 들어 올린다.

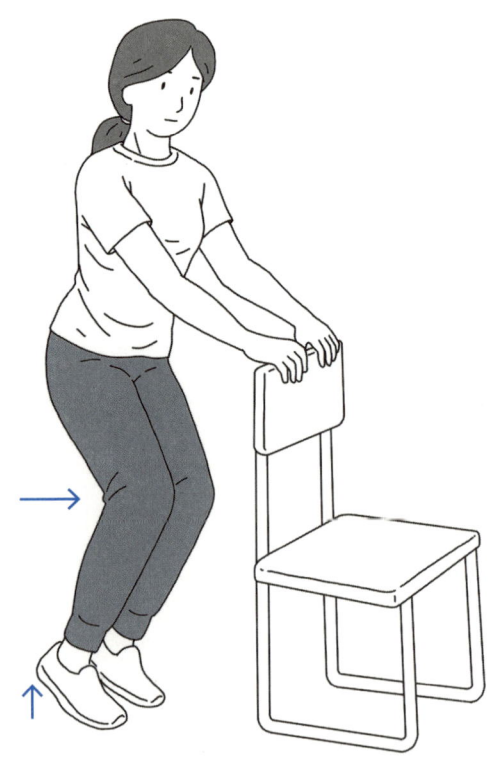

자세 유지에 필요한 근육

일반적으로 중년기를 지나면 조직의 기능이 떨어지면서 환경 변화에 적응하기 어렵고, 나아가 기능도 점점 약화된다. 그중에서도 자세는 신체 기능 및 건강 지표와 밀접하게 연관되어 있어 유심히 살펴야 한다.

보통 '좋은 자세'란 안정성이 높고, 피로를 느끼지 않으며, 의학적으로 건강하고, 미적으로 보기 좋은 데다 심리적으로 기분까지 편안해지는 상태를 말한다. 바른 자세를 유지하기 위해서는 체간 근육의 역할이 핵심이다. 체간 근육이 약해지면 자세가 무너지면서 등이 굽게 된다. 따라서 척추기립근, 복근, 둔근, 목을 지지하는 근육을 강화하면 바른 자세 유지에 큰 도움이 된다.

자세와 전신 건강의 관련성을 살펴보기 위해 2013년 11월, 70~91세 여성 638명을 대상으로 연구를 진행했다. 자세 측정기(PA200LE)를 사용해 목과 등, 허리와 둔부의 각도와 거리 등 자세와 관련된 25개의 지표를 산출하고, 각종 건강 지표와의 연관성을 종합적으로 분석했다. 그중 가장 주목한 것은 목등 각도였다. 목등 각도란 목이 가장 안쪽으로 들어간 지점과 등이 가장 바깥으로 나온 지점을 잇는 선과 수평선 사이의 각도로, 쉽게 말해 목과 등이 얼마나 구부러졌는지를 보여주는 지표다.

대상자를 목등 각도에 따라 상위 25%(35~67도), 중위 50%(68~75도), 하위 25%(76~87도)로 나누어 비교한 결과, 등이 많이 구부러진 그룹일수록 근육량이 적고(상위 35.1kg, 하위 32.7kg), 골밀도가 낮으며(상위 0.803g/cm², 하위 0.768g/cm²), 악력이 약하고(상위 23.2kg, 하위 19.8kg), 보행 속도가 느렸으며(상위 1.31m/s, 하위 1.06m/s), 혈중 알부민 수치도 낮았다. 또 골다공증과 변형성 무릎관절염 비율도 높았다. 목등 각도가 클수록 건강 관련 지표가 악화되며 바른 자세를 유지하기 위해 근육을 강화해야 할 필요가 있다는 뜻이다.

체간근 강화 운동: 네발 자세에서 등 들어 올리기와 굽히기

① 네발 자세를 유지한 상태에서 등을 위로 밀어 올려 2~3초 유지한 다음 아래로 천천히 굽혀 2~3초 유지한다.
② 이 동작 6~12회를 1세트로, 하루 2~3세트 실시한다.
③ 처음에는 가볍게 움직이고, 익숙해지면 등을 더 크게 말아서 굽힌다. 허리에 부담이 큰 운동이므로 반드시 준비 운동을 한 뒤 실시한다.

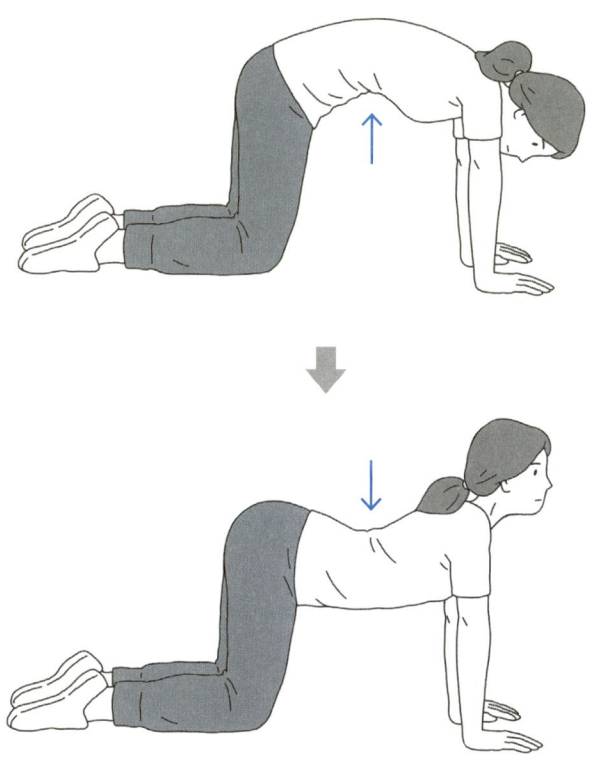

복근 강화 운동 ①: 윗몸일으키기

① 다리를 모으거나 어깨너비로 벌리고 무릎을 굽혀 눕는다.

② 양손은 고관절 위에 두고, 숨을 내쉬며 상체를 일으켜 2~3초 유지한 다음 내린다.

③ 이 동작을 6~12회 반복하고 하루 2~3세트 실시한다.

④ 상체를 올리기 힘들다면 처음에는 머리만 들어 배꼽을 바라보는 정도로 시작해도 좋다. 익숙해지면 상체를 더 들어 올린다.

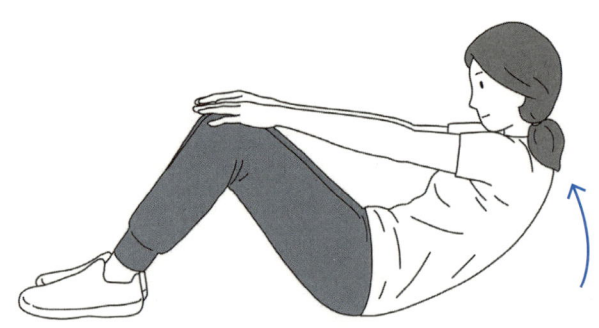

복근 강화 운동②: 플랭크 운동

① 엎드린 상태에서 팔꿈치와 발끝으로 몸을 지탱하며 어깨부터 허리, 발목까지 일직선을 유지한다. 엉덩이와 허리가 아래로 처지지 않도록 주의한다.

② 처음에는 10초 정도만 유지하고, 익숙해지면 시간을 조금씩 늘려 약 1분 정도를 목표로 한다.

③ 하루 2~3세트 실시하면 척추가 곧아지고 바른 자세 유지에 도움이 된다.

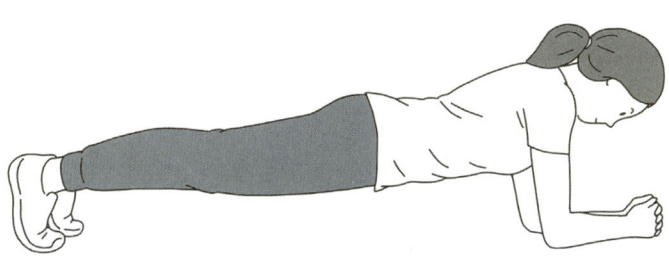

3단계:
활동근육을 키우는 근육통장

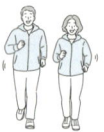

활동이란 적극적이고 능동적으로 움직이거나 일하는 것을 의미한다. 여기에는 직업, 가사, 여가, 건강 활동 등이 모두 포함된다. 이러한 활동을 활발히 하기 위해서는 전신 근력이 필요한데, 전신 근력을 기르기 위해서는 역으로 일상생활에서 신체 활동량을 늘려야 한다. 다시 말해, 활동적인 생활 습관을 유지하는 것이 핵심이다. 이를 실천하기는 쉽지 않으므로 "식사하듯이 몸을 움직여야 건강 장수와 자립적인 삶이 보장된다"는 점을 강조하고 싶다.

신체 활동은 단순히 운동만을 뜻하지 않는다. 산책, 계단 오르기, 청소하기, 장보기와 같은 일상생활부터 수영, 자전거 타기 같은 유산소 운동, 그 외의 근력 운동을 포함한 모든 신체 활동이 이에 해당한다. 앞서 말한 WHO의 지침대로 주당 중등도 유산소 활동 150~300분, 또는 고강도 유산소 활동 75~150분, 그리고 주 2회 이상의 근력 향상 활동을 비롯해 몸을 꾸준히 움직이는 습관을 들이는 것이 필요하다.

이를 위해서는 지근(느린 근섬유, slow-twitch muscle fiber)과 속근(빠른 근섬유, fast-twitch muscle fiber), 모두를 강화해야 한다. 지근은 지구력이 뛰어나 장시간 지속되는 활동이나 운동에 유리하고, 속근은 순간적으로 강한 힘을 내야 하는 단시간 활동이나 운동에 적합하다. 사람마다 근섬유의 비율은 다르지만, 적절한 훈련을 통해 어느 정도 비율을 조절할 수 있다.

나이를 먹으면서 가장 먼저 저하되는 것은 주로 속근이다. 근력 강화 운동을 하면 속근이 발달하고, 유산소 운동을 하면 지근이 강화된다. 따라서 노년기에는 유산소 운동과 근력 강화 운동을 병행하는 것이 가장 바람직하다.

지근을 강화하기 위해서는 저강도로 장시간 반복적이고 지속적으로 운동하는 것이 필요하다. 이때는 유산소 운동을 일정한 속도로 30분 이상 계속하는 것이 좋다. 저항 운동으로는 낮은 무게로 15~20회를 반복하면 효과적이다. 중요한 것은 본인에게 맞는 적정 무게를 사용해 횟수를 늘리는 것이다. 가정에서는 고무밴드를 활용한 저항 운동이 좋은 방법이 될 수 있다.

속근을 강화하기 위해서는 빠른 수축과 순간적인 강한 힘이 필요하다. 이때는 강도가 다소 높은 근력 운동이 효과적이다. 중량을 높이고 반복 횟수를 줄여 5~8회 정도 실시할 수 있는 무거운 웨이트 운동이 적합하다. 스쾃, 데드리프트, 벤치프레스, 점프 운동 등이 효과적이다. 다만 속근 훈련은 자칫 무리하게 진행하다가 다칠 수 있으므로 개인의 체력에 맞는 중량과 운동 종목을 선택하는 것이 무엇보다 중요하다.

백세까지 건강자립을 위한
4주 플랜

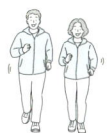

아무리 백세 시대라고 하지만 결국 중요한 것은 개인적인 차원에서 "어떻게 건강하게 살아갈 것인가"이다. 약해진 몸, 흐릿한 정신과 같은 변화를 조금이라도 늦추기 위해서는 다음과 같은 구체적이고 논리적인 접근이 필요하다.

- 낙상의 60%는 보행 중 발생하며, 보행 기능 저하는 낙상 위험을 높인다.
- 근감소증과 노쇠 상태는 낙상 위험을 증가시킨다.
- 인지기능 저하는 낙상률을 높이며, 특히 골절률을 3배 이상 높인다.

이처럼 노인증후군에서 공통적으로 나타나는 건강 문제는 넘어짐과 골절이다. 그래서 "넘어지지만 않아도 백세 건강을 지킬 수 있다"고 강조하는 것이다.

제1주: 낙상을 예방하는 몸 만들기

낙상의 원인을 알면, 예방도 가능하다. 따라서 낙상과 관련된 부위를 강화하는 동작을 꾸준히 반복해야 한다. 실제로 낙상의 위기가 닥쳤을 때는 순간적으로 회피할 수 있는 힘을 기르기 위해 훈련이 필요한 근육과 이와 관련된 운동 방법을 살펴보자.

전경골근

먼저 전경골근은 종아리 앞쪽 정강이에 붙어 있으며, 보행 시 발끝을 들어 올리는 역할을 한다. 전경골근이 약해지면 발끝이 잘 들리지 않아 평평한 길은 물론 작은 장애물에도 걸려 넘어지기 쉽다. 따라서 전경골근 강화는 낙상 예방을 위한 첫 번째 목표이다.

전경골근 강화 훈련: 고무밴드 발끝 앞으로 펴기

① 무릎을 편 상태로 앉아 고무밴드를 발끝에 걸고, 다른 쪽은 무릎에서 두 손으로 잡는다.

② 발뒤꿈치는 바닥에 둔 채 발끝만 힘껏 앞으로 펴 2~3초 유지한 다음 몸쪽으로 젖힌다. 발끝을 펼 때는 숨을 내쉬며 최대한 힘껏 뻗는다.

③ 한쪽 발을 6~12회 반복한 후, 반대쪽도 실시한다. 하루 2~3세트 실시한다.

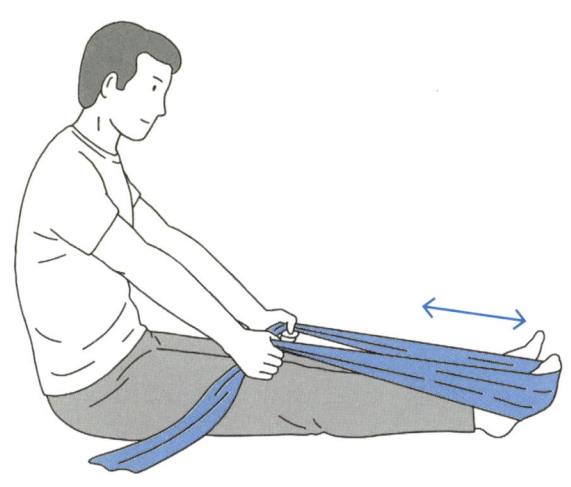

대퇴근막장근

대퇴근막장근은 골반에서 무릎까지 이어진 약 15cm 길이의 근육으로, 고관절의 내·외전과 굴곡, 무릎 굴곡에 관여한다. 특히 대둔근, 중둔근, 소둔근과 협력해 보행이나 달리기 시 골반과 무릎이 흔들리지 않도록 잡아준다. 또한 좌우 균형을 유지하는 데 중요한 역할을 하며, 한 발 브리지처럼 불안정한 자세를 취할 때 안정성을 높여준다.

대퇴근막장근 강화 훈련: 옆으로 누워 다리 들기

① 옆으로 누워 무릎을 편 상태에서 양다리를 붙이고 손으로 몸의 균형을 잡는다.
② 한쪽 다리를 천천히 들어 올려 2~3초 유지한 다음 천천히 내린다.
③ 6~12회 반복하고 방향을 바꿔 반대쪽도 실시한다. 하루 2~3세트 실시한다.

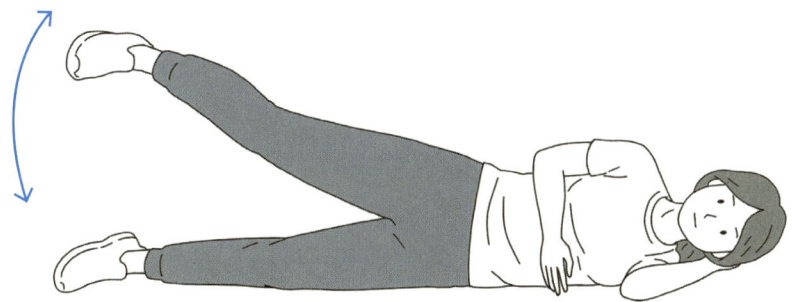

평형성 향상 운동①: 한 발 균형 잡기(태극권 자세)

① 양발을 어깨너비로 벌리고 서서 무릎을 살짝 굽히며 오른쪽 다리에 체중을 싣는다.

② 왼발 뒤꿈치를 들어 무릎을 바깥쪽으로 45도 정도 돌린다. 이때 오른손은 가슴 높이에서 손바닥이 아래로 향하게, 왼손은 배꼽 아래에서 손바닥이 위로 향하게 둔다.

③ 왼발을 바닥에서 살짝 들어 올려 균형을 잡고 10초간 유지한 뒤 내린다. 2~3회 반복한 다음 반대 발도 똑같이 실시한다.

④ 하루 2~3세트 실시한다. 익숙해지면 5초씩 시간을 늘린다.

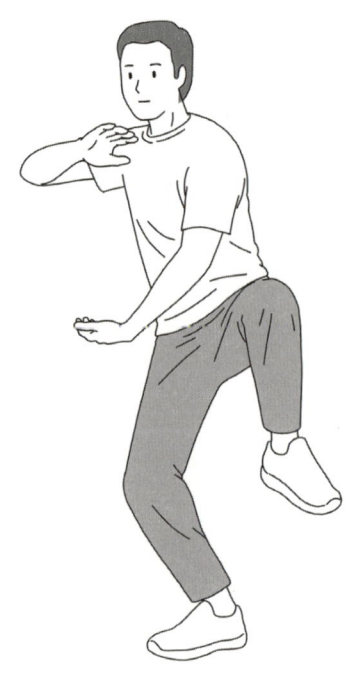

평형성 향상 운동②: 트위스트 탄뎀 워킹

① 두 발을 모으고 편하게 서서 팔을 들어 균형을 잡는다.

② 왼발 끝에 오른발 뒤꿈치를 대고, 상체를 오른쪽으로 살짝 비틀며 앞으로 한 걸음 나아간다. 이어서 오른발 끝에 왼발 뒤꿈치를 대고 상체를 왼쪽으로 비틀며 앞으로 나아간다.

③ 이번에는 같은 방식으로 왼발과 오른발을 교차하며 뒤로 걸어간다.

④ 앞으로 4보, 뒤로 4보를 1세트로 하루 2~3세트 실시한다. 균형이 불안하다면 팔을 옆으로 벌리거나 내려서 실시해도 좋다.

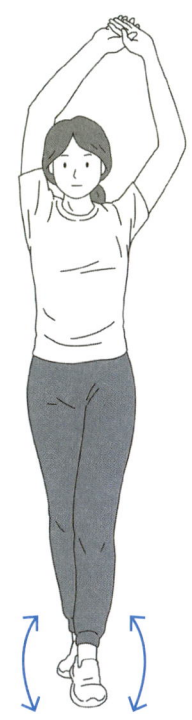

제2주: 보행 기능 향상은 선택이 아닌 필수

보행은 체중을 한쪽 다리로 이동시켜 몸을 지지하고, 반대쪽 다리를 들어 앞으로 옮기는 동작의 반복이다. 이때 몸을 지탱하려면 다리 근력과 균형 감각이 필요하다. 보행에는 전신 근육이 종합적으로 관여하지만, 특히 대퇴사두근, 하퇴삼두근, 장요근의 세 근육을 강화해야 한다.

대퇴사두근

먼저 대퇴사두근은 앞서 이야기한 것처럼 일상생활을 이루는 대부분의 동작과 무릎을 펴거나 구부리는 동작에 관여한다. 따라서 대퇴사두근이 약해지면 앉았다 일어나거나 계단을 오를 때, 또는 넘어지려 할 때 몸을 지탱하기 어려워진다. 즉, 대퇴사두근 약화는 생활 전반에 불편을 초래하므로 건강한 삶을 위해 반드시 강화해야 한다.

대퇴사두근 강화 운동①: 의자에 앉아 무릎 펴기

① 의자에 앉아 한쪽 다리를 들어 올리고 발끝을 몸쪽으로 당긴다. 발뒤꿈치로 벽을 민다는 느낌으로 무릎을 곧게 편다.
② 발끝을 편 상태에서 숨을 내쉬며 다시 몸쪽으로 힘껏 당겼다가 무릎을 굽혀 다리를 내린다.
③ 4~12회 반복한 다음 반대쪽 다리도 같은 동작을 반복한다. 상체에 불필요한 힘이 들어가지 않도록 주의한다.

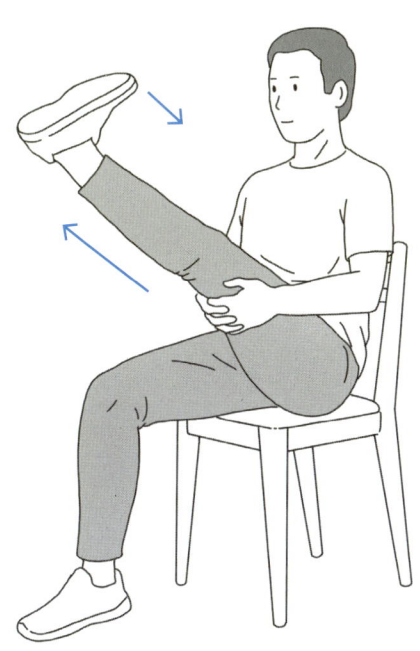

대퇴사두근 강화 운동②: 서서 무릎 비스듬히 펴기

① 의자 등받이를 잡고 선다. 한쪽 다리에 체중을 싣고, 반대쪽 다리를 들어 발끝을 당긴다.

② 발뒤꿈치로 벽을 민다는 느낌으로 발을 비스듬히 앞으로 뻗고, 다시 굽혀 들어 올린다.

③ 4~12회 반복한 다음 반대쪽 다리도 똑같이 실시한다. 상체에 힘이 과도하게 들어가지 않도록 한다.

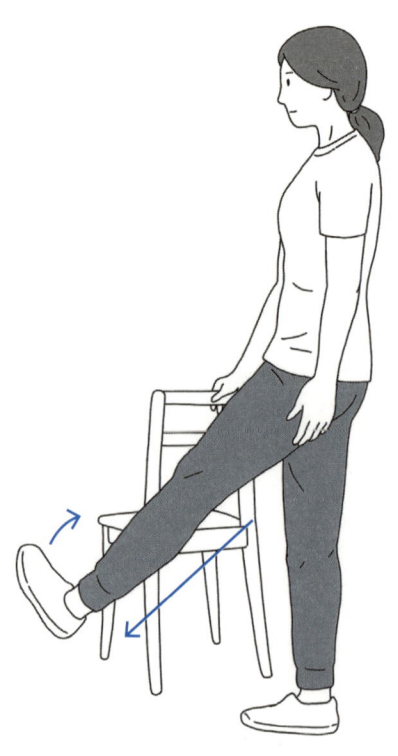

대퇴사두근 강화 운동③: 상체 돌리기

① 다리를 어깨너비보다 넓게 벌리고 무릎을 살짝 굽힌다. 양손은 깍지 껴서 가슴 앞에 둔다.

② 숨을 내쉬며 상체와 팔을 동시에 한쪽으로 돌린 뒤 천천히 원위치로 돌아온다.

③ 반대 방향도 같은 방법으로 실시한다. 좌우 각 4~12회 반복한다.

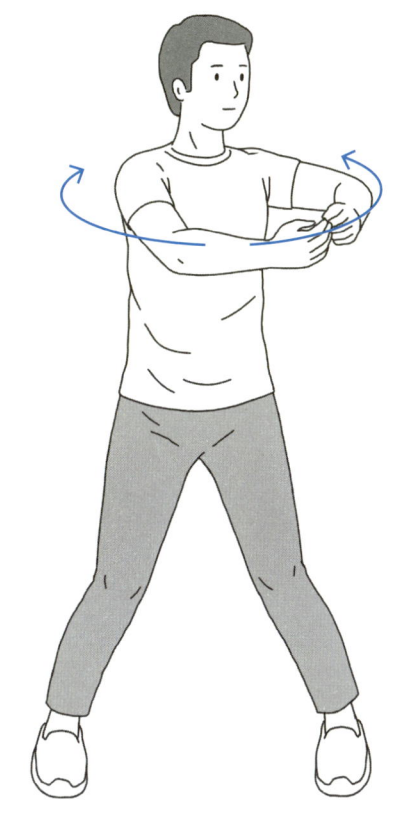

하퇴삼두근

하퇴삼두근은 보폭을 조절하고 속도와 균형 유지에 기여하며 보행 시 발을 내디딜 때 충격을 흡수해 발목과 무릎의 부담을 줄여주며, 하체 혈액을 심장으로 되돌리는 '제2의 심장' 역할도 한다. 하퇴삼두근이 약해지면 보행이나 달리기가 불안정해지고, 보폭이 좁아지며, 추진력이 약해져 낙상 위험이 커진다. 또한 혈액순환 저하로 부종이 생기기도 한다.

하퇴삼두근 강화 운동①: 의자 잡고 발뒤꿈치 들기

① 양발을 조금 벌려 의자 등받이를 잡고 선 다음 발뒤꿈치를 가능한 한 높이 들어 2~3초 유지한 다음 내린다.
② 이 동작을 6~12회 반복, 하루 2~3세트 실시한다.

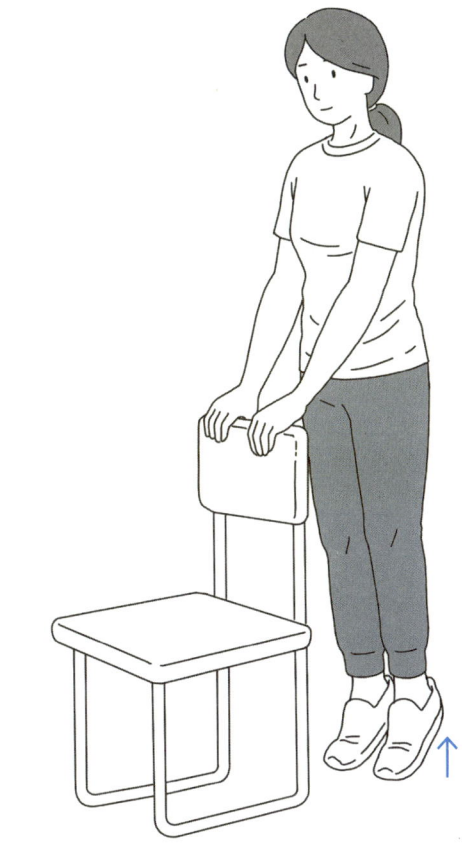

하퇴삼두근 강화 운동②: 앉아서 발끝 밀고 당기기

① 양발을 모아 무릎을 펴고 앉은 다음 발끝을 몸쪽으로 최대한 당겨 2~3초 유지한 뒤 앞으로 뻗는다.

② 이 동작을 6~12회 반복, 하루 2~3세트 실시한다.

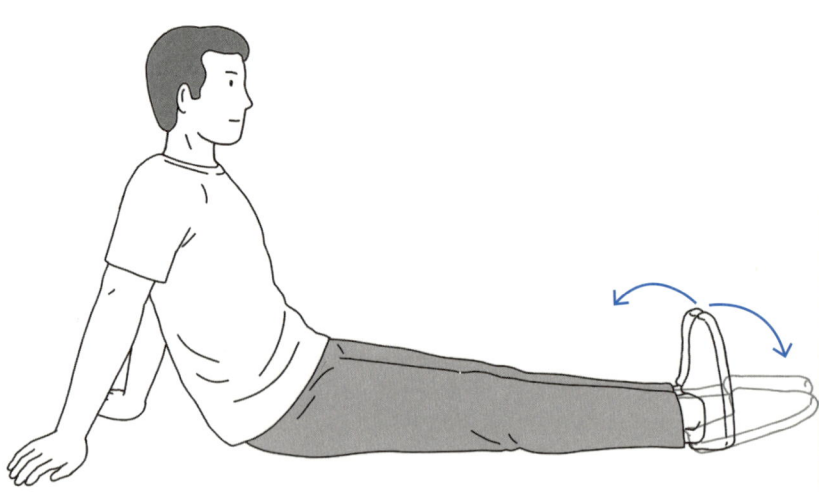

장요근

　장골근과 대요근으로 이루어진 장요근은 허리와 다리를 연결하는 중심 근육이다. 척추와 골반 안정화, 고관절 굴곡, 허벅지 들어 올리기 등 보행·달리기 동작에 관여한다. 장요근이 약해지면 다리를 높이 들지 못해 보폭이 좁아지고, 중심이 낮아져 넘어질 위험이 커진다. 또한 골반이 뒤로 기울어져 허리가 구부정해지고 심할 경우 요통을 유발하기도 한다.

장요근 강화 운동①: 한 발 벌리고 모으기

① 양발을 조금 벌리고 의자에 편하게 앉아 한쪽 다리를 들어 옆으로 벌려 2~3초 정지한 다음 내린다.

② 이 동작을 3회 반복하고 반대 발도 같은 동작을 반복한다. 하루 2~3세트 실시한다.

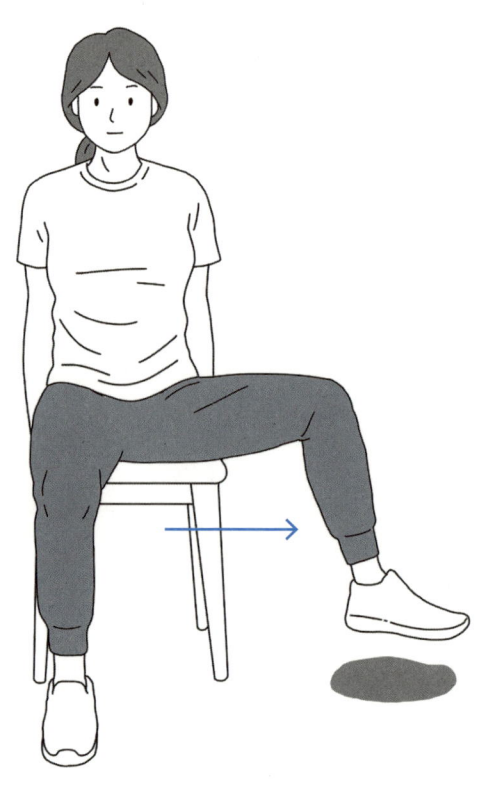

장요근 강화 운동②: 의자에 앉아 무릎 당기기

① 의자에 편하게 앉은 상태에서 숨을 내쉬면서 무릎을 들어 가슴 쪽으로 들어 올려 2~3초 정지한 다음 천천히 내린다.
② 이 동작을 3회 반복, 하루 2~3세트 실시한다. 공이나 타월을 양발 사이에 끼우고 가볍게 들어 올리는 느낌으로 실시해도 좋다.

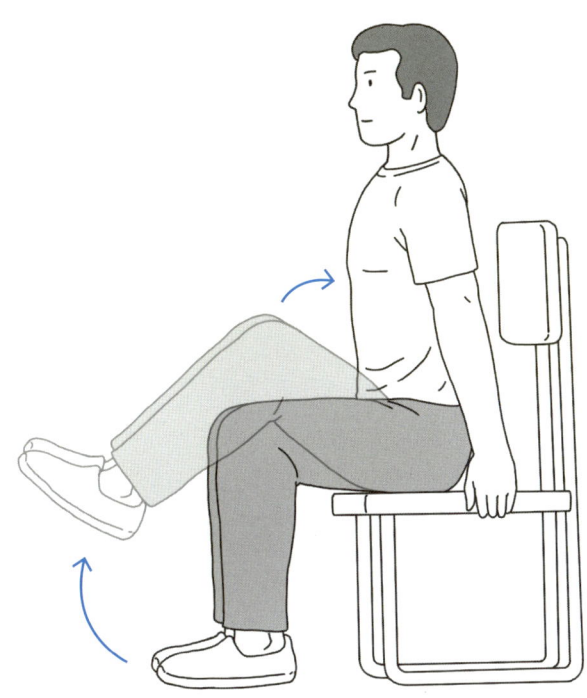

장요근 강화 운동③: 발바닥 붙여 다리 들기

① 바닥에 편하게 앉아 손을 뒤로 두고 균형을 잡으면서 무릎을 굽혀 양 발바닥을 붙인다.
② 숨을 내쉬면서 양발을 조금 들어 올려 2~3초 동안 정지한 다음 내린다.
③ 이 동작을 3회 반복하는 것을 1세트로 하루 2~3세트 실시한다. 양발을 들어 올릴 때 상체에 힘이 너무 많이 들어가지 않게 주의한다.

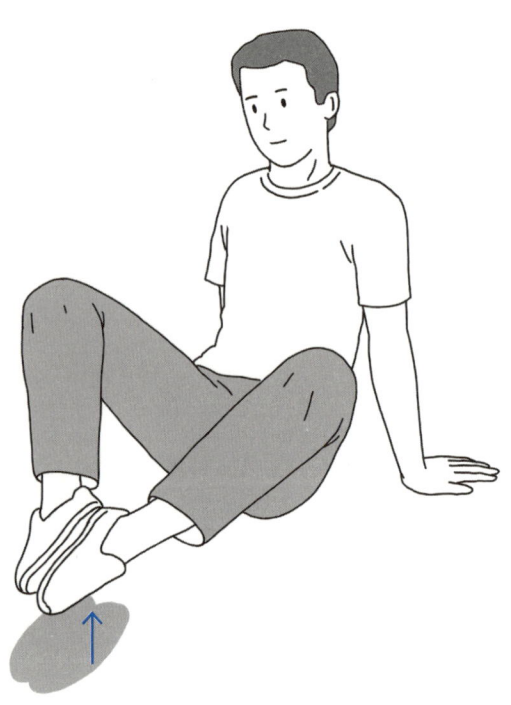

척추기립근

척추기립근은 등 전체에 걸쳐 뻗은 근육군으로 척추 안정과 몸의 신전·측굴·회전에 관여하며, 바른 자세 유지와 직립 보행을 가능하게 한다. 척추기립근은 장늑근, 최장근, 극근으로 구성되며 각각의 근육은 일상생활의 여러 가지 동작에 영향을 미칠 뿐 아니라 척추를 지지하고 바른 자세를 유지하는 데 도움을 준다. 특히 노년기에 자주 나타나는 구부정한 등과 비뚤어진 자세를 바로잡는 데 척추기립근의 건강이 필수적이다.

척추기립근 강화 운동①: 의자에 앉아 상체 굽히기

① 발을 어깨너비로 벌리고 편하게 의자에 앉아서 양손을 깍지 낀 채로 머리 뒤에 붙인다.

② 숨을 내쉬면서 상체를 굽혔다가 양손으로 머리 뒤를 힘껏 눌러 등에 힘이 실리는 느낌을 받으면서 몸을 천천히 일으킨다.

③ 이 동작을 6~12회 반복, 하루 2~3세트 실시한다. 상체를 빠르게 일으키면 요통을 유발할 수 있으니 주의한다.

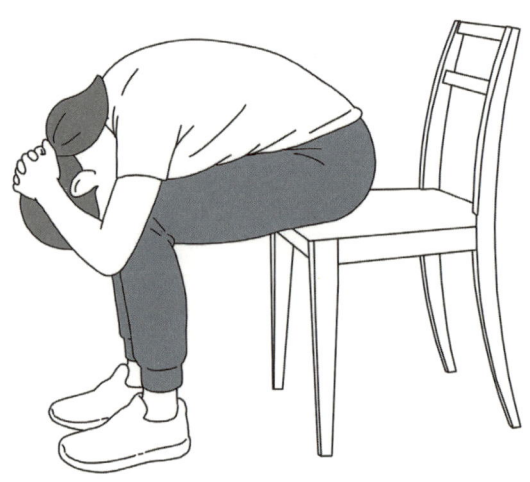

척추기립근 강화 운동②: 의자에 앉아 팔 굽히기

① 발을 어깨너비로 벌리고 편하게 의자에 앉아서 고무밴드 한쪽 끝을 의자 옆에 고정하고 반대쪽을 잡아 팔꿈치를 굽혔다 편다.
② 상체를 똑바로 고정해 숨을 내쉬면서 팔을 편 다음 팔꿈치를 천천히 굽힌다.
③ 이 동작을 좌우 각각 6~12회 반복하고 하루 2~3세트 실시한다.

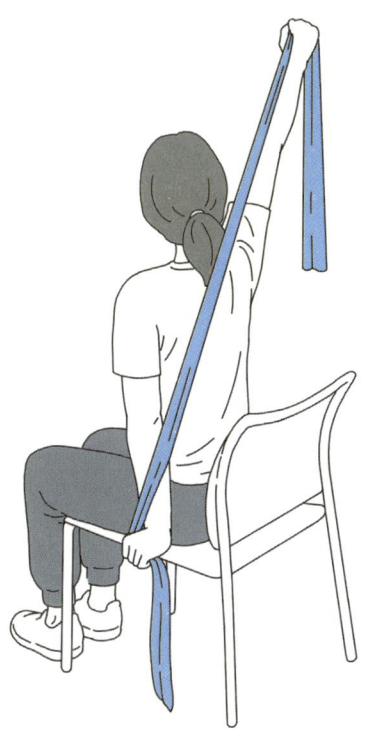

척추기립근 강화 운동③: 의자에 앉아 상체 굽히기

① 발을 어깨너비로 벌리고 편하게 의자에 앉아 고무밴드를 이중으로 접어 양쪽 발에 건 다음 상체를 굽혀 안쪽에서 고무밴드를 잡는다.

② 상체를 천천히 들어 올린 다음 2~3초 정지하고 다시 상체를 굽힌다.

③ 이 동작을 6~12회 반복하고 하루 2~3세트 실시한다. 상체를 들어 올릴 때는 반동을 주지 않는다.

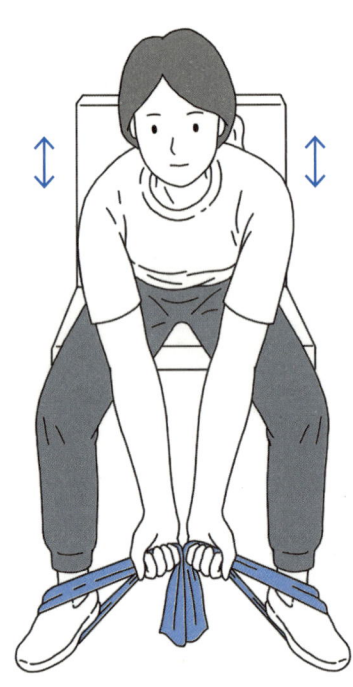

제3주: 안심 노후의 핵심, 노쇠와 근감소증 예방

노쇠는 하나의 요인에 의해 발생하는 것이 아니라 여러 가지 요인이 복합적으로 작용하기 때문에 효율적으로 예방하기 위해서는 운동, 영양, 사회활동 참가의 3가지 전략이 필요하며, 그중 운동은 필수적이라고 여러 번 강조했다.

근감소증은 골격근 감소에 따른 근력 저하를 의미하므로 전신 근력 향상을 목표로 근력 운동을 꾸준히 지속해야 한다. 이를 위해 팔다리, 보행 기능 향상 운동을 집중적으로 실시하는 것이 좋다.

팔 근력 향상 운동①: 의자에 앉아 팔 벌리기

① 발을 어깨너비 정도로 벌려 편하게 의자에 앉고 고무밴드를 양손으로 가볍게 잡아 팔을 앞으로 편다.

② 숨을 내쉬면서 양팔을 좌우로 벌린 다음 2~3초 정지하고 다시 모은다.

③ 이 동작을 6~12회 반복하고 하루 2~3세트 실시한다.

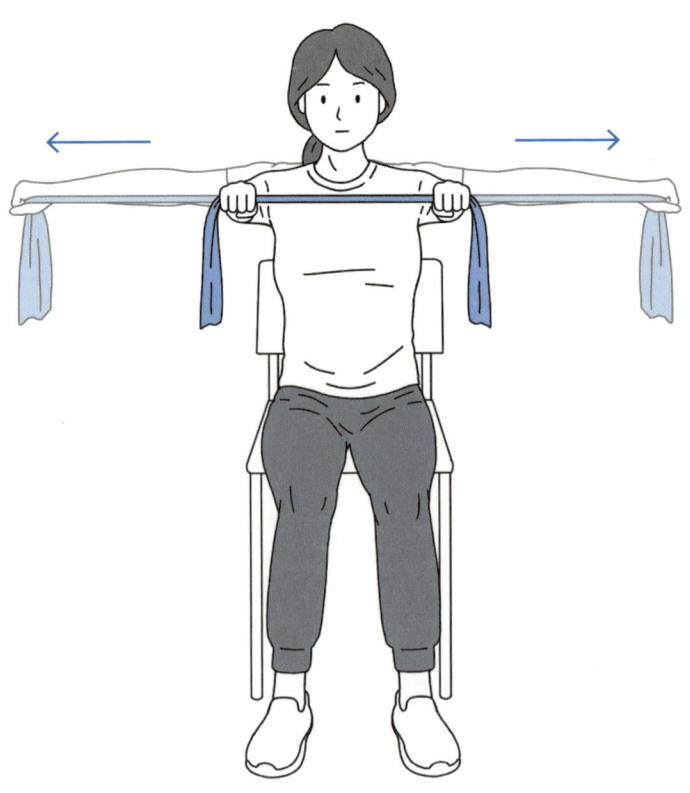

팔 근력 향상 운동②: 의자에 앉아 팔 비스듬히 올리기

① 발을 어깨너비 정도로 벌려 편하게 의자에 앉고 고무밴드를 한 손으로 의자 뒤에 고정시키고 반대편 손을 뻗는다.
② 상체를 고정한 상태에서 숨을 내쉬며 팔을 편 채 비스듬히 위로 올려 2~3초 정지한 다음 원위치로 돌아온다.
③ 이 동작을 6~12회 반복하고 반대쪽도 똑같이 한다. 하루 2~3세트 실시한다.

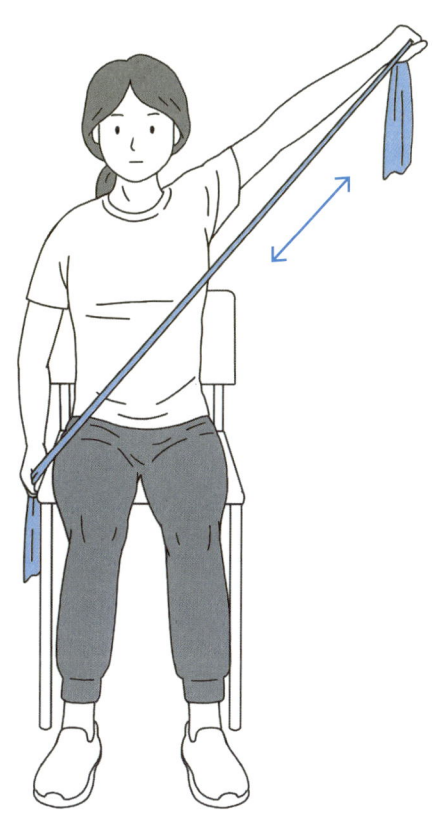

팔 근력 향상 운동③: 의자에 앉아 팔꿈치 굽히기

① 발을 어깨너비로 벌려 편하게 의자에 앉고, 고무밴드를 이중으로 겹쳐 양발에 건 다음 양손으로 고무밴드를 잡고 팔꿈치를 허리에 고정한다.

② 상체를 똑바로 세운 상태에서 숨을 내쉬며 양손으로 잡은 고무밴드를 팔꿈치를 굽혀 들어 올린다.

③ 2~3초 정지한 다음 내리는 동작을 6~12회 반복한다. 하루 2~3세트 실시한다.

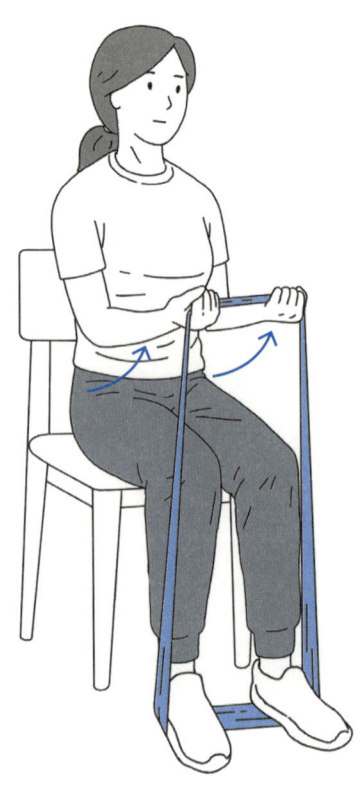

다리 근력 향상 운동①: 의자에 앉아 무릎 펴기

① 발을 어깨너비로 벌려 편하게 의자에 앉고, 한쪽 발끝에 고무밴드를 건다.

② 팔꿈치를 옆구리에 고정한 다음 숨을 내쉬며 무릎을 천천히 펴서 2~3초 정지했다가 다시 굽힌다.

③ 이 동작을 6~12회 반복 후 반대쪽도 실시한다. 하루 2~3세트 실시한다.

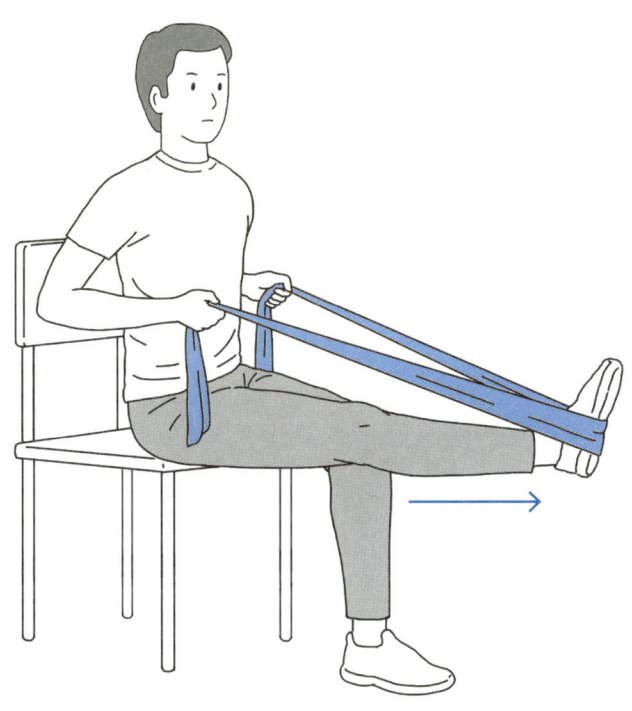

다리 근력 향상 운동②: 의자에 앉아서 레그 익스텐션

① 의자에 앉아 양 발목에 고무밴드를 이중으로 걸고 양발을 의자 안쪽으로 살짝 넣는다.
② 한쪽 발은 고정하고 반대쪽 발은 숨을 내쉬면서 가볍게 들어 올려 무릎을 앞으로 천천히 폈다가 2~3초 정지한 다음 다시 굽힌다.
③ 양쪽 다리 번갈아 6~12회, 하루 2~3세트 실시한다.

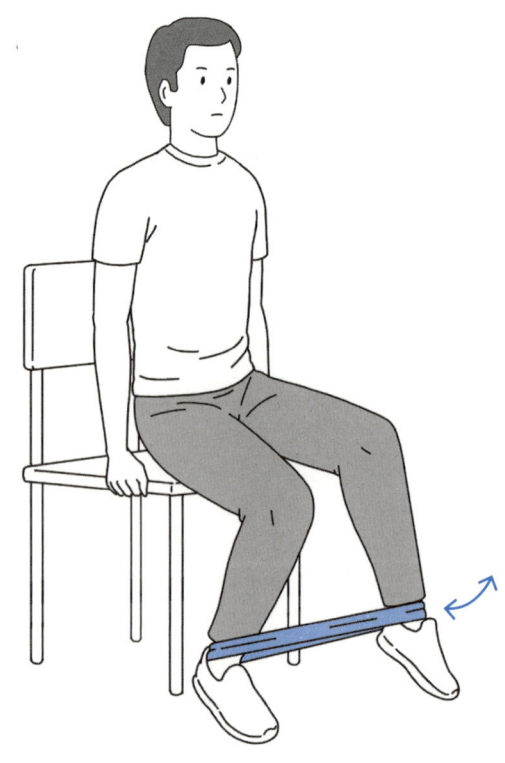

다리 근력 향상 운동③: 의자에 앉아서 양발 벌리기

① 의자에 앉아 양 발목에 고무밴드를 이중으로 걸고 무릎을 편다.
② 양발을 조금 들어 올린 다음 숨을 내쉬며 좌우로 천천히 벌려 2~3초 정지한 다음 다시 모은다.
③ 6~12회 반복하고 하루 2~3세트 실시한다.

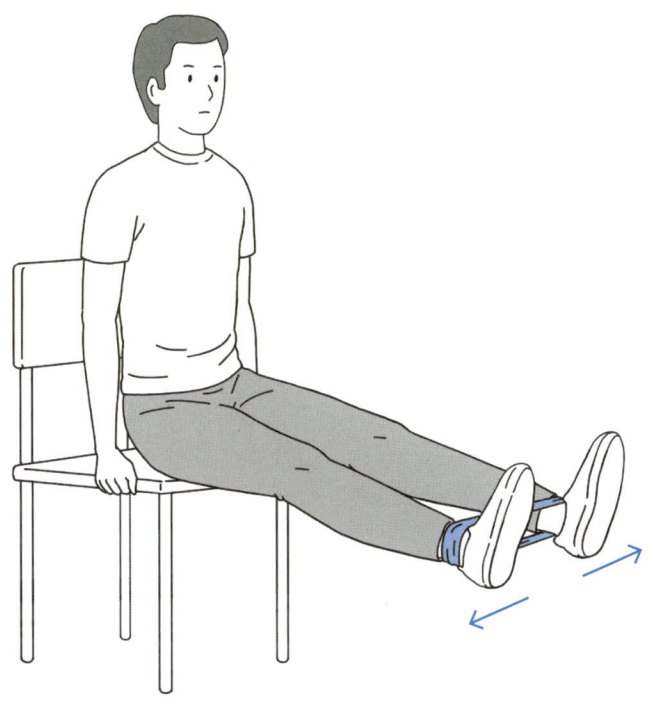

보행 기능 향상 운동①: 다리 들어 발목 터치

① 발을 어깨너비로 벌려서 선 다음 한쪽 다리를 천천히 들어 올리면서 양손으로 발목을 터치한다.
② 그 상태에서 무릎을 펴는 동작을 3회 실시한 다음 다리를 내린다. 반대쪽도 동일하게 반복한다.
③ 하루 2~3세트 실시한다.

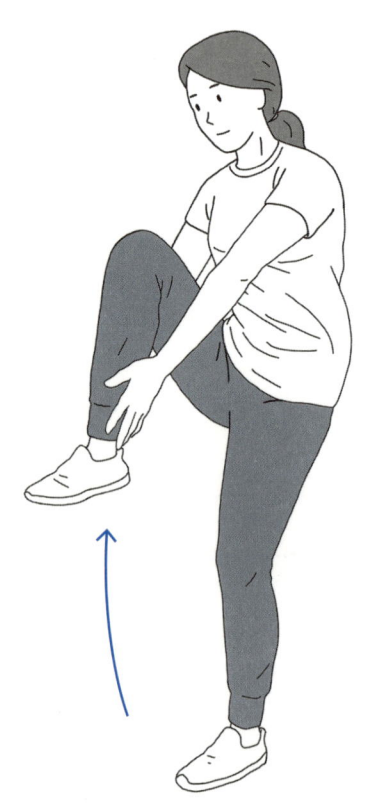

보행 기능 향상 운동②: 공 들어 올리기

① 발을 어깨너비로 벌려서 선 다음 무릎을 천천히 굽힌다.
② 가상의 공을 들어 올리듯 무릎을 조금 폈다가 다시 굽힌다.
③ 이 동작을 3회씩 3세트 반복하고, 하루 2~3회 실시한다.

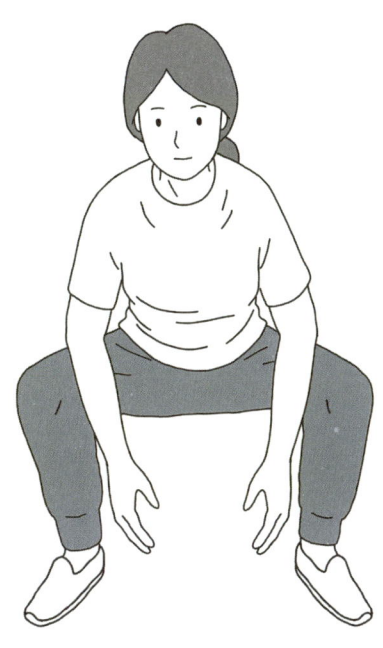

보행 기능 향상 운동③: 누워서 다리 들어 무릎 펴기

① 등을 대고 누워 두 다리를 모아 무릎을 살짝 굽힌다.
② 양다리를 가볍게 들어 올려 발끝을 몸쪽으로 당긴 상태에서, 숨을 내쉬며 발뒤꿈치로 무거운 벽을 미는 듯 무릎을 쭉 펴고 2~3초 정지한 다음 굽힌다.
③ 3회 반복한 다음 천천히 다리를 내리고, 3세트 반복한다. 하루 2~3회 실시한다.

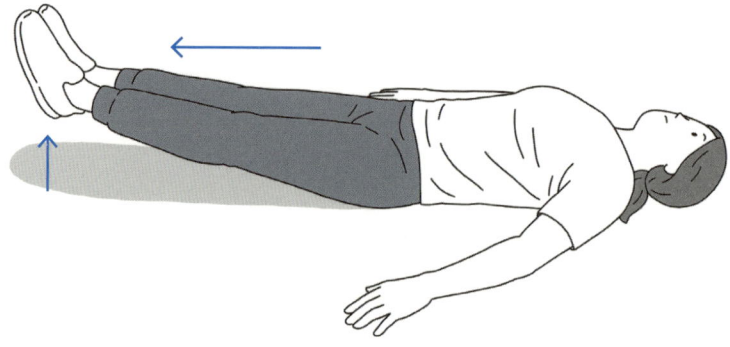

제4주: 인지기능 저하 예방으로 완성

인지기능 저하를 예방하기 위해서는 유산소 운동이 효과적이라는 점은 이미 여러 번 강조했다. 그러나 유산소 운동만으로는 부족하고, 코그니사이즈를 병행하는 것이 효과적이다. 유산소 운동은 뇌 혈류량을 늘려 인지기능을 향상시킬 뿐 아니라 우울증 예방에도 탁월하다. 또한 한 가지 운동만 하는 것보다 다양한 종목을 함께 하는 복합 운동이 더 효과적이라는 사실도 과학적으로 입증되었다. 즉, 유산소 운동, 근력 강화 운동, 균형 감각 운동, 유연성 운동 등을 종합적으로 실시하는 것이 중요하다는 의미다.

2장에서도 설명한 코그니사이즈 운동은 전신을 사용해 가볍게 숨이 찰 정도의 운동으로 심박수를 상승시키며 동시에 뇌 활동을 활성화해 인지기능 저하를 예방한다. 운동 시 함께 제시되는 인지 과제는 '잘' 수행하는 것보다 머리를 많이 쓰는 데 초점을 맞춰야 한다. 즉, 과제가 잘 풀린다면 오히려 뇌에 부담이 줄어들고 있다는 뜻이므로 새로운 과제로 바꿔주는 것이 필요하다. 인지 과제를 골똘히 생각하는 과정에 집중하고, 가능하다면 여러 사람이 함께 참여해 즐겁게 웃으면서 시행착오를 즐기는 것도 매우 중요한 요소다.

변형 코그니 스텝①: 3의 배수에 단어 말하기

① 두 발을 모으고 정사각형 중앙에 서 있다고 가정한다.

② 오른발, 왼발 순으로 제자리걸음을 걷다가 3번째 오른발 스텝 때 오른발을 오른쪽 사선 앞으로 내디디며 손뼉을 치거나 과일 이름을 말한다.

③ 다시 제자리걸음을 걷다가 3번째 왼발 스텝 때 왼발을 오른쪽 사선 앞으로 내디디며 손뼉을 치거나 꽃 이름을 말한다.

④ 다시 제자리걸음을 걷다가 3번째 오른발 스텝 때 오른발을 오른쪽 사선 뒤로 내디디며 손뼉을 치거나 동물 이름을 말한다.

⑤ 마지막으로 제자리걸음을 걷다가 3번째 왼발 스텝 때 왼발을 왼쪽 사선 뒤로 내디디며 손뼉을 치거나 채소 이름을 말한다.

⑥ ②~⑤를 1세트로 하루 2~3세트 실시한다.

변형 코그니 스텝②: 5의 배수에 단어 말하기

① 두 발을 모으고 정사각형 중앙에 서 있다고 가정한다.

② 오른발, 왼발 순으로 제자리걸음을 걷다가 5번째 오른발 스텝 때 오른발을 오른쪽 사선 앞으로 내디디며 두 글자짜리 과일이나 채소 이름을 말한다.

③ 다시 제자리걸음을 걷다가 10번째 왼발을 왼쪽 사선 앞으로 디딜 때 계절이나 자연을 나타내는 한 글자짜리 단어를 말한다.

④ 다시 제자리걸음을 걷다가 15번째 오른발을 오른쪽 사선 뒤로 디딜 때 세 글자짜리 동물 이름을 말한다.

⑤ 마지막으로 20번째 왼발을 왼쪽 사선 뒤로 디딜 때 두 글자짜리 꽃 이름을 말한다.

⑥ ②~⑤를 1세트로 하루 2~3세트 실시한다.

인용문헌

Part 1. 백세 시대, 당신은 어떻게 준비하고 있습니까?

- Fried LP, Tangen CM, Walston J, et al. Frailty in older adults: evidence for a phenotype. J Gerontol A Biol Sci Med Sci. 2001; 56(3): M146-M156. doi: 10.1093/gerona/56.3.m146.
- Xue QL. The Frailty Syndrome: Definition and Natural History. Clin Geriatr Med. 2011;27(1):1-15. doi: 10.1016/j.cger.2010.08.009.
- WHO world report on Ageing 2015. November 2015 DOI: 10.13140/RG.2.1.5058.8245
- Montero-Odasso M, van der Velde N, Martin FC, et al. World guidelines for falls prevention and management for older adults:a global initiative. Age and Ageing 2022; 51: 1-36. https://doi.org/10.1093/ageing/afac205
- Howland J, Lachman ME, Peterson EW, et al. Covariates of fear of falling and associated activity curtailment. Gerontologist 1998; 38(5): 549-55. doi: 10.1093/geront/38.5.549.
- 김헌경 등, 일본공중위생잡지, 2003
- 五十嵐. 老年者の大腿骨頚部骨折-2000骨折について-. 日老医雑 32(1), 1995.
- Katz, S. Ford, AB, Moskowitz, RW, et al. Studies of illness in the aged: The Index of ADL: A standardized measure of biological and psychosocial function. JAMA 1963; 185(12): 914-919.
- Lawton, MP, and Brody EM. Assessment of older people: Self-maintaining and instrumental activities of daily living. The Gerontologist 1969; 9: 179-186. https://doi.org/10.1093/geront/9.3_Part_1.179
- Sauvaget C, Tsuji I, Aonuma T, et al. Health-life expectancy according to various functional levels. J Am Geriatr Soc. 1999;47(11):1326-31. doi: 10.1111/j.1532-5415.1999.tb07433.x.
- Tanimoto Y, Watanabe M, Sun W, et al. Sarcopenia and falls in community-dwelling elderly subjects in Japan: Defining sarcopenia according to criteria of the European Working Group on Sarcopenia in Older People. Arch Gerontol Geriatr 2014; 59(2): 295-9. doi: 10.1016/j.archger.2014.04.016.
- van Oostrom SH, van der A DL, Rietman ML, et al. A four-domain approach of frailty explored in the Doetinchem Cohort Study. BMC Geriatrics 2017;17:196 DOI 10.1186/s12877-017-0595-0.

- Kim H, Awata S, Watanabe Y, et al. Cognitive frailty in community-dwelling older Japanese people: Prevalence and its association with falls. Geriatr Gerontol Int 2019; 19(7): 647-653. doi: 10.1111/ggi.13685.
- Guimaraes RM, Isaacs B. Characteristics of the gait in old people who fall. Int Rehabil Med 1980;2(4):177-80. doi: 10.3109/09638288009163984.
- Welmer AK, Rizzuto D, Qiu C, et al. Walking speed, processing speed, and dementia: a population-based longitudinal study. J Gerontol A Biol Sci Med Sci 2014;69(12):1503-10. doi: 10.1093/gerona/glu047.
- Taniguchi Y, Yoshida H, Fujiwara Y, et al. A prospective study of gait performance and subsequent cognitive decline in a general population of older Japanese. J Gerontol A Biol Sci Med Sci 2012;67(7):796-803. doi: 10.1093/gerona/glr243.
- Kramer AF, Hahn S, Cohen NJ,et al. Ageing, fitness and neurocognitive function. Nature 1999;400(6743):418-9. doi: 10.1038/22682.
- Weuve J, Kang JH, Manson JE, et al. Physical activity, including walking, and cognitive function in older women. JAMA 2004 22;292(12):1454-61. doi: 10.1001/jama.292.12.1454.
- Tokunaga K, Matsuzawa Y, Kotani K, et al. Ideal body weight estimated from the body mass index with the lowest morbidity. Int J Obes 1991;15(1):1-5.
- Nowak MM, Niemczyk M, Sławomir Gołębiewski S, et al. Impact of Body Mass Index on All-Cause Mortality in Adults: A Systematic Review and Meta-Analysis. J Clin Med 2024;13(8):2305. doi: 10.3390/jcm13082305.
- Jia H, Lubetkin EI. Association between self-reported body mass index and active life expectancy in a large community-dwelling sample of older U.S. adults. BMC Geriatr. 2022;22:310. doi: 10.1186/s12877-022-03021-7.
- Weeldreyer NR, De Guzman JC, Paterson C, et al. Cardiorespiratory fitness, body mass index and mortality: a systematic review and meta-analysis. Br J Sports Med 2025;59(5):339-346. doi: 10.1136/bjsports-2024-108748.
- Donini LM, Busetto L, Bischoff SC, et al. Definition and Diagnostic Criteria for Sarcopenic Obesity: ESPEN and EASO Consensus Statement. Obes Facts 2022;15:321-335. DOI: 10.1159/000521241
- Kim H, Kim M, Narumi Kojima N, et al. Exercise and Nutritional Supplementation on Community-Dwelling Elderly Japanese Women With Sarcopenic Obesity: A Randomized Controlled Trial. J Am Med Dir Assoc 2016;17(11):1011-1019. doi: 10.1016/j.jamda.2016.06.016.
- 통계청. 2024 고령자통계.
- 総務省統計局. 統計からみた我が国の高齢者 -「敬老の日」にちなんで - 統計トピックス No.142. 2024.

- Y Osuka, N Kojima, Y Yoshida, et al. Exercise and/or Dietary Varieties and Incidence of Frailty in Community-Dwelling Older Women: A 2-Year Cohort Study. J Nutr Health Aging 2019;23(5):425-430. doi: 10.1007/s12603-019-1166-1.

- M Hayakawa, K Motokawa, Y Mikami, et al. Low Dietary Variety and Diabetes Mellitus Are Associated with Frailty among Community-Dwelling Older Japanese Adults: A Cross-Sectional Study. Nutrients 2021;13(2):641. doi: 10.3390/nu13020641.

- M Ejiri, H Kawai, Y Fujiwara, et al. Social participation reduces isolation among Japanese older people in urban area: A 3-yearlongitudinal study. PLOS ONE 2019. https://doi.org/10.1371/journal.pone.0222887.

Part 2. 삶의 질을 떨어뜨리는 노인성 질환의 모든 것

- Rosenberg IH. Summary Comments. Am J Clin Nutr 1989;50:1231-1233. https://doi.org/10.1093/ajcn/50.5.1231.

- Anker SD, Morley JE, von Haehling S. Welcome to the ICD-10 code for sarcopenia. J Cachexia Sarcopenia Muscle. 2016;7(5):512-4.

- S Yuan, SC Larsson. Epidemiology of sarcopenia: Prevalence, risk factors, and consequences. Metabolism 144 (2023) 155533. https://doi.org/10.1016/j.metabol.2023.155533.

- T Tanaka, K Takahashi, M Akishita, et al. "Yubi-wakka" (finger-ring) test: A practical self-screening method for sarcopenia, and a predictor of disability and mortality among Japanese community-dwelling older adults. Geriatr Gerontol Int 2018;18(2):224-232. doi: 10.1111/ggi.13163.

- LK Chen, J Woo, P Assantachai, et al. Asian Working Group for Sarcopenia: 2019 Consensus Update on Sarcopenia Diagnosis and Treatment. JAMDA 2020;21:300-307. https://doi.org/10.1016/j.jamda.2019.12.012.

- S Kim, M Kim, CW Won. Validation of the Korean Version of the SARC-F Questionnaire to Assess Sarcopenia: Korean Frailty and Aging Cohort Study. JAMDA 2018;19:40-45. https://doi.org/10.1016/j.jamda.2017.07.006.

- Y Yokoyama, M Nishi, H Murayama, et al. Dietary Variety and Decline in Lean Mass and Physical Performance in Community-Dwelling Older Japanese: A 4-year Follow-Up Study. J Nutr Health Aging 2017;21(1):11-16. doi: 10.1007/s12603-016-0726-x.

- Kim H, Suzuki T, Saito K, et al. Effects of exercise and amino acid supplementation on body composition and physical function in community-dwelling elderly Japanese sarcopenic women: a randomized controlled trial. J Am Geriatr Soc. 2012;60(1):16-23.

- SH van Oostrom, DL van der A, ML Rietman, et al. A four-domain approach of frailty explored in the Doetinchem Cohort Study. BMC Geriatrics 2017;17:196 DOI 10.1186/s12877-017-0595-0.
- G Kojima, Y Taniguchi, S Iliffe, et al. Frailty as a Predictor of Alzheimer Disease, Vascular Dementia, and All Dementia Among Community-Dwelling Older People: A Systematic Review and Meta-Analysis. J Am Med Dir Assoc 2016;17(10):881-8. doi: 10.1016/j.jamda.2016.05.013.
- H Kim, S Awata, Y Watanabe, et al. Cognitive frailty in community-dwelling older Japanese people: Prevalence and its association with falls. Geriatr Gerontol Int 2019;19(7):647-653. DOI: 10.1111/ggi.13685.
- T Tanaka, K Takahashi, H Hirano, et al. Oral Frailty as a Risk Factor for Physical Frailty and Mortality in Community-Dwelling Elderly. J Gerontol A Biol Sci Med Sci, 2017;00:1-7. doi:10.1093/gerona/glx225.
- M Iwasaki, K Motokawa, Y Watanabe, et al. Association between Oral Frailty and Nutritional Status among Community-Dwelling Older Adults: the Takashimadaira Study. J Nutr Health Aging 2020;24(9):1003-1010. doi: 10.1007/s12603-020-1433-1.
- SD Searle, A Mitnitski, EA Gahbauer, et al. A standard procedure for creating a frailty index. BMC Geriatr. 2008;8:24. doi: 10.1186/1471-2318-8-24.
- H Makizako, H Shimada, K Tsutsumimoto, et al. Social Frailty in Community-Dwelling Older Adults as a Risk Factor for Disability. J Am Med Dir Assoc 2015;16(11):1003.e7-11. doi: 10.1016/j.jamda.2015.08.023.
- 日本歯科医師会. オーラルフレイル対策のための口腔体操パンフレッ. https://www.jda.or.jp/oral_frail/gymnastics/
- MJ Gibson, RO Andres, B Isaacs, et al. The prevention of falls in later life. A report of the Kellogg International Work Group on the Prevention of Falls by the Elderly. Dan Med Bull 1987; 34 (Suppl 4): 1-24.
- H Kim, H Yoshida, T Suzuki, et al. The Relationship between Fall-related Activity Restriction and Functional Fitness in Elderly Women. Jpn J Geriat 2001; 38: 805-811.
- 小島太郎. ポリファーマシーの概念と対処の基本的考え方. 日老医誌 2019；56：442-448.
- T Suzuki, M Sugiura, T Furuna, et al. Association of Physical Performance and Falls Among the Community Elderly in Japan in a Five Year Follow-up Study. Jpn J Geriat 1999; 36: 472-478.
- American Geriatrics Society, British Geriatrics Society, American Academy of Orthopaedic Surgeons Panel on Falls Prevention: Guideline for the prevention of falls in older persons. J Am Geriatr Soc 2001; 49: 664—672.
- ME Tinetti, M Speechley, SF Ginter. Risk factors for falls among elderly persons

living in the community. N Engl J Med 1988;319:1701—1707.

- MA Province, EC Hadley, MC Hornbrook, et al. The effects of exercise on falls in elderly patients: A prepalnned meta-analysis of the FICSIT trials. JAMA 1995;273:1341—1347.
- National center for injury prevention and control. Tools to implement the Otago exercise program: A program to reduce falls. Second edition, 1-94, 2023.
- SL Greenspan, ER Myers, DP Kiel, et al. Fall direction, bone mineral density, and function: risk factors for hip fracture in frail nursing home elderly. Am J Med 1998;104(6):539-45. doi: 10.1016/s0002-9343(98)00115-6.
- T Suzuki, H Kim, H Yoshida, et al. Randomized controlled trial of exercise intervention for the prevention of falls in community-dwelling elderly Japanese women. J Bone Miner Metab (2004) 22:602-611. DOI 10.1007/s00774-004-0530-2.
- BJ Vellas, SJ Wayne, L Romero, et al. One-leg balance is an important predictor of injurious falls in older persons. J Am Geriatr Soc 1997;45(6):735-8. doi: 10.1111/j.1532-5415.1997.tb01479.x.
- H Kim, H Yoshida, T Suzuki. Falls and fractures in participants and excluded non participants of a fall prevention exercise program for elderly women with a history of falls: 1-year follow-up study. Geriatr Gerontol Int 2014; 14: 285-292.
- S Shinkai, S Watanabe, S Kumagai, et al. Walking speed as a good predictor for the onset of functional dependence in a Japanese rural community population. Age Ageing 2000;29(5):441-6. doi: 10.1093/ageing/29.5.441.
- 日本整形外科学会ロコモティブシンドローム予防啓発公式サイト. ロコモONLINE. ロコチェック. https://locomo-joa.jp/check/lococheck.
- 日本整形外科学会ロコモティブシンドローム予防啓発公式サイト. ロコモONLINE. ロコトレ. https://locomo-joa.jp/check/locotre.
- RC Petersen, R Doody, A Kurz, et al. Current Concepts in Mild Cognitive Impairment. Arch Neuro 2002;58(12):1985-92. DOI:10.1001/archneur.58.12.1985.
- MF Folstein, SE Folstein, PR McHugh. "Mini-mental state". A practical method for grading the cognitive state of patients for the clinician. J Psychiatr Res 1975;12(3):189-98. doi: 10.1016/0022-3956(75)90026-6.
- RC Petersen, DS Knopman, BF Boeve, et al. Mild Cognitive Impairment: Ten Years Later. Arch Neurol 2009; 66(12):1447-1455. doi:10.1001/archneurol.2009.266.
- K Palmer, HX Wang, L Bäckman, et al. Differential Evolution of Cognitive Impairment in Nondemented Older Persons: Results From the Kungsholmen Project. Am J Psychiatry 2002; 159:436-442.
- G Livingston. Dementia prevention, intervention, and care: 2024 report of the

- Lancet standing Commission. Lancet 2024;404(10452):572-628. doi: 10.1016/S0140-6736(24)01296-0.
- RL Rogers, JS Meyer, KF Mortel. After reaching retirement age physical activity sustains cerebral perfusion and cognition. J Am Geriatr Soc 1990;38(2):123-8. doi: 10.1111/j.1532-5415.1990.tb03472.x.
- M Ozawa, T Ninomiya, T Ohara, et al. Dietary patterns and risk of dementia in an elderly Japanese population: the Hisayama Study. Am J Clin Nutr 2013;97:1076-82.
- K Dhana, BD James, P Agarwal, et al. MIND Diet, Common Brain Pathologies, and Cognition in Community-Dwelling Older Adults. J Alzheimers Dis 2021;83(2):683-692. doi: 10.3233/JAD-210107.
- FM Sacks, LP Svetkey, WM Vollmer, et al. Effects on Blood Pressure of Reduced Dietary Sodium and the Dietary Approaches to Stop Hypertension (DASH) Diet. N Engl J Med 2001;344:3-10. DOI: 10.1056/NEJM200101043440101.
- M Guasch-Ferré, WC Willett. The Mediterranean diet and health: a comprehensive overview. J Intern Med 2021;290(3):549-566. doi: 10.1111/joim.13333.
- MC Morris, CC Tangney, Y Wang, et al. MIND diet slows cognitive decline with aging. Alzheimers Dement 2015;11(9):1015-22. doi: 10.1016/j.jalz.2015.04.011.
- T Suzuki, N Kojima, Y Osuka, et al. The Effects of Mold-Fermented Cheese on Brain-Derived Neurotrophic Factor in Community-Dwelling Older Japanese Women With Mild Cognitive Impairment: A Randomized, Controlled, Crossover Trial. J Am Med Dir Assoc 2019;20(12):1509-1514.e2. doi: 10.1016/j.jamda.2019.06.023.
- H Kim, Y Osuka,N Kojima, et al. Inverse Association between Cheese Consumption and Lower Cognitive Function in Japanese Community-Dwelling Older Adults Based on a Cross-Sectional Study. Nutrients 2023;15(14):3181. https://doi.org/10.3390/nu15143181.
- 島田裕之（著，編集，監修），土井剛彦（著）．認知症予防運動プログラム コグニサイズ入門．ひかりのくに．1-63, 2015．
- 金憲経，鈴木隆雄，吉田英世，他．都市部在住高齢女性の膝痛，尿失禁，転倒に関連する歩行要因．日老医誌 2013;50(4):528-535．https://doi.org/10.3143/geriatrics.50.528.
- H Kim, CW Won, M Kim, et al. The effects of exercise and milk-fat globule membrane (MFGM) on walking parameters in community-dwelling elderly Japanese women with declines in walking ability: A randomized placebo controlled trial. Arch Gerontol Geriatr 2019:83:106-113. doi: 10.1016/j.archger.2019.03.029.

Part 3. 건강수명 10년 늘리는 노후 연금 3가지

- ung HW, Jang IY, Back JY, et al. Validity of the Clinical Frailty Scale in Korean older patients at a geriatric clinic. Korean J Intern Med 2021;36:1242-1250. Kojima G, et al. JAMDA 17: 881-888, 2016

- 竹島

- KI Nemoto, H Gen-No, S Masuki, et al. Effects of high-intensity interval walking training on physical fitness and blood pressure in middle-aged and older people. Mayo Clin Proc 2007;82(7):803-11. doi: 10.4065/82.7.803.

- H Kim, T Suzuki, K Saito, et al. Effectiveness of exercise with or without thermal therapy for community-dwelling elderly Japanese women with non-specific knee pain: a randomized controlled trial. Arch Gerontol Geriatr 2013;57(3):352-9. doi: 10.1016/j.archger.2013.06.008.

- H Kim, M Kim, N Kojima, et al. Exercise and Nutritional Supplementation on Community-Dwelling Elderly Japanese Women With Sarcopenic Obesity: A Randomized Controlled Trial. J Am Med Dir Assoc 2016;17(11):1011-1019. doi: 10.1016/j.jamda.2016.06.016.

- S Hubner, JB Boron, K Koehler. The Effects of Exercise on Appetite in Older Adults: A Systematic Review and Meta-Analysis. Front Nutr 2021;8:734267. doi: 10.3389/fnut.2021.734267. eCollection 2021.

- S Somekawa, T Mine, K Ono, et al. Relationship between Sensory Perception and Frailty in a Community-Dwelling Elderly Population. J Nutr Health Aging 2017;21(6):710-714. doi: 10.1007/s12603-016-0836-5.

- Y Yokoyama, M Nishi, H Murayama et al. Dietary variety and decline in lean mass and physical performance in communitydwelling older Japanese: A 4-year Follow-Up Study. J Nutr. Health Aging 2017;21:11-16.

- M Hayakawa, K Motokawa, Y Mikami, et al. Low Dietary Variety and Diabetes Mellitus Are Associated with Frailty among Community-Dwelling Older Japanese Adults: A Cross-Sectional Study. Nutrients 2021;13(2):641. doi: 10.3390/nu13020641.

- J Salinas, AS Beiser, JK Samra, et al. Association of Loneliness With 10-Year Dementia Risk and Early Markers of Vulnerability for Neurocognitive Decline. Neurology 2022;98(13):e1337-e1348. doi: 10.1212/WNL.0000000000200039.

- LA Rico-Uribe, FF Caballero, N Martín-María, et al. Association of loneliness with all-cause mortality: A meta-analysis. PLoS One 2018;13(1):e0190033. doi: 10.1371/journal.pone.0190033. eCollection 2018.

- K Yan, S Gao, Q Sun, et al. Association of daily physical activity with hypertension, depressive symptoms, loneliness, and poor sleep quality in aged 60-79 older adults.

Sci Rep 2024; 14:30890. https://doi.org/10.1038/s41598-024-81798-w.

- S Sulandari, RO Coats, A Miller, et al. A Systematic Review and Meta-Analysis of the Association Between Physical Capability, Social Support, Loneliness, Depression, Anxiety, and Life Satisfaction in Older Adults. Gerontologist 2024;64(11):gnae128. doi: 10.1093/geront/gnae128.

- 桜井良太, 藤原佳典, 金憲経, 他. 温泉施設を用いた複合的介入プログラムの有効性に関する研究―無作為化比較試験による検討. 日老医誌 2011;48：352―360.

- JI Sheikh, JA Yesavage. Geriatric Depression Scale (GDS): Recent evidence and development of a shorter version. Clin Gerontol 1986;5(1-2):165-173. https://doi.org/10.1300/J018v05n01_09.

- H Kim, T Suzuki, M Kim, et al. Effects of Exercise and Milk Fat Globule Membrane (MFGM) Supplementation on Body Composition, Physical Function, and Hematological Parameters in Community-Dwelling Frail Japanese Women: A Randomized Double Blind, Placebo-Controlled, Follow-Up Trial. PLoS One 2015;10(2):e0116256. doi: 10.1371/journal.pone.0116256. eCollection 2015.

Part 4. 평생 쓸 수 있는 근육통장을 만들어라

- R Penninkilampi, AN Casey, MF Singh, et al. The Association between Social Engagement, Loneliness, and Risk of Dementia: A Systematic Review and Meta-Analysis. J Alzheimers Dis. 2018;66(4):1619-1633. doi: 10.3233/JAD-180439.

- FC Bull, SS Al-Ansari, S Biddle, et al. World Health Organization 2020 guidelines on physical activity and sedentary behaviour. Br J Sports Med 2020;54(24):1451-1462. doi: 10.1136/bjsports-2020-102955.

- GA Borg. Psychophysical bases of perceived exertion. Med Sci Sports Exerc 1982;14(5):377-381. doi:10.1249/00005768-198205000-00012.

- E Stamatakis, MN Ahmadi, C Thøgersen-Ntoumani, et al. Association of wearable device-measured vigorous intermittent lifestyle physical activity with mortality. Nat Med 2022;28:2521-2529. doi.org/10.1038/s41591-022-02100-x.

- EM Jenkins, LN Nairn, LE Skelly, et al. Do stair climbing exercise "snacks" improve cardiorespiratory fitness? Appl Physiol Nutr Metab 2019;44:681-684. dx.doi.org/10.1139/apnm-2018-0675.

- P Bahalayothin, K Nagaviroj, T Anothaisintawee. Impact of different types of physical exercise on sleep quality in older population with insomnia: a systematic review and network meta-analysis of randomised controlled trials. Fam Med Community Health. 202;13(1):e003056. doi: 10.1136/fmch-2024-003056.

넘어지지만 않아도
오래 살 수 있다

펴낸날 초판 1쇄 2025년 10월 31일

지은이 김헌경

발행인 임호준
출판 팀장 정영주
책임 편집 조유진 | **편집** 김경애 박인애
디자인 김지혜 | **마케팅** 이규림 정서진
경영지원 박정식 유태호 신혜지 최단비 김현빈

인쇄 도담프린팅

펴낸곳 비타북스 | **발행처** (주)헬스조선 | **출판등록** 제2-4324호 2006년 1월 12일
주소 서울특별시 중구 세종대로 21길 30 | **전화** (02) 724-7648 | **팩스** (02) 722-9339
인스타그램 @vitabooks_official | **포스트** post.naver.com/vita_books | **블로그** blog.naver.com/vita_books

©김헌경, 2025

이 책은 저작권법에 따라 보호를 받는 저작물이므로 무단 전재와 무단 복제를 금지하며,
이 책 내용의 전부 또는 일부를 이용하려면 반드시 저작권자와 (주)헬스조선의 서면 동의를 받아야 합니다.
책값은 뒤표지에 있습니다. 잘못된 책은 서점에서 바꾸어 드립니다.

ISBN 979-11-5846-452-3 13510

> 비타북스는 독자 여러분의 책에 대한 아이디어와 원고 투고를 기다리고 있습니다.
> 책 출간을 원하시는 분은 이메일 vbook@chosun.com으로 간단한 개요와 취지, 연락처 등을 보내주세요.

비타북스는 건강한 몸과 아름다운 삶을 생각하는 (주)헬스조선의 출판 브랜드입니다.